LES EAUX

DE

CHATEL-GUYON

(PUY-DE-DÔME)

PAR

Le Docteur A. HUGUET

MÉDECIN-INSPECTEUR

EX MÉDECIN DE LA MARINE

PRIX : 1 Fr. 50

PARIS

P. ASSELIN, succ. DE BÉCHET JEUNE ET LABÉ

LIBRAIRE DE LA FACULTÉ DE MÉDECINE

Place de l'Ecole-de-Médecine

—

1873

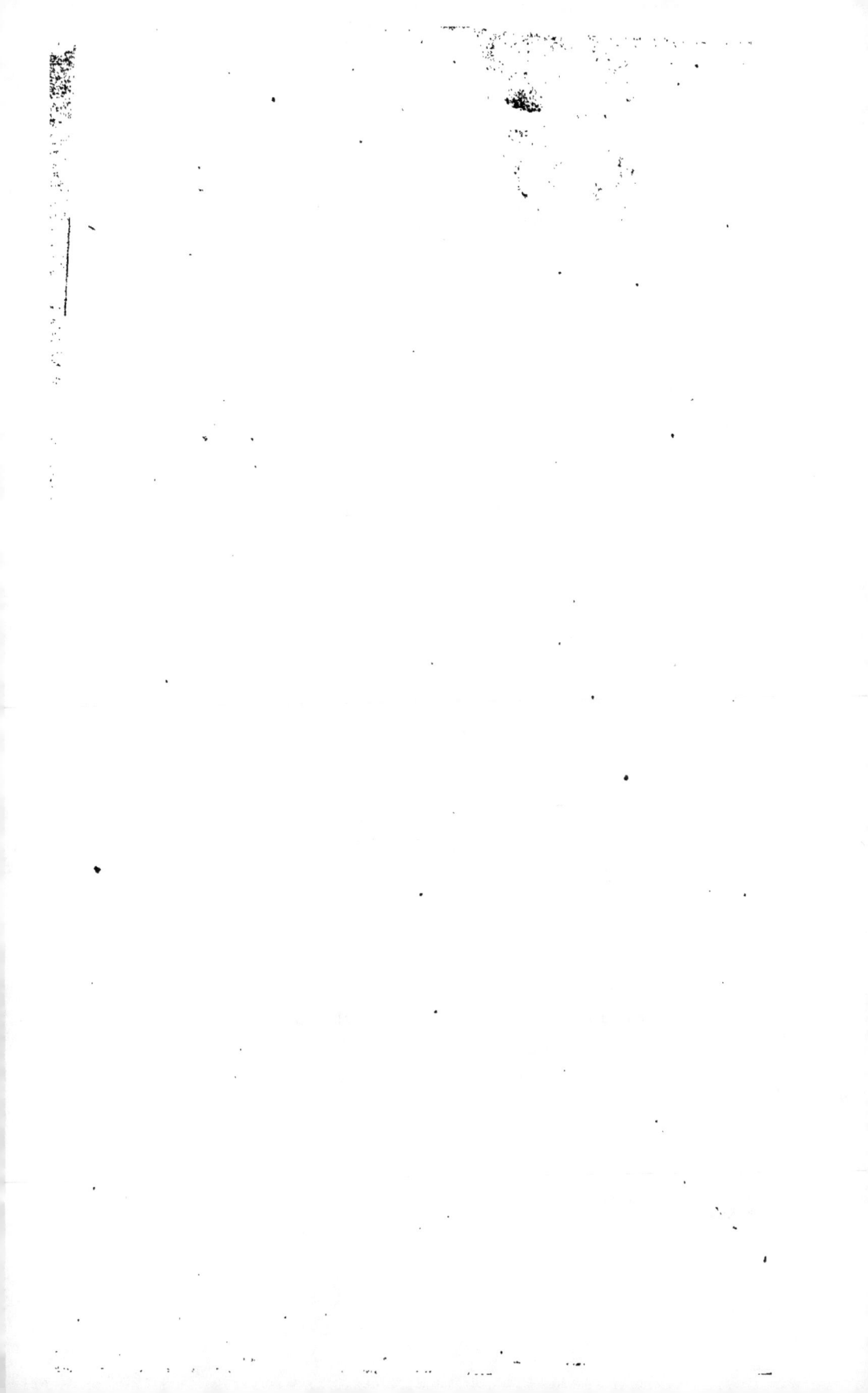

LES EAUX

DE

CHATEL-GUYON

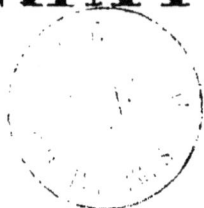

(PUY-DE-DÔME)

PAR

Le Docteur A. HUGUET

MÉDECIN-INSPECTEUR

EX-MÉDECIN DE LA MARINE

PARIS

P. ASSELIN, succ. DE BÉCHET jeune ET LABÉ

LIBRAIRE DE LA FACULTÉ DE MÉDECINE

Place de l'Ecole-de-Médecine

—

1873

A MONSIEUR LE DOCTEUR LHÉRITIER

INSPECTEUR HONORAIRE DES EAUX DE PLOMBIÈRES, MEMBRE DU COMITÉ CONSULTATIF
D'HYGIÈNE PUBLIQUE DE FRANCE,

MEMBRE FONDATEUR DE LA SOCIÉTÉ D'HYDROLOGIE ET DE PLUSIEURS SOCIÉTÉS
SAVANTES,

EX-MÉDECIN CONSULTANT DE L'EMPEREUR NAPOLÉON III,

Officier de la Légion d'honneur,

HOMMAGE

RESPECTUEUX ET RECONNAISSANT

LES

EAUX DE CHATEL-GUYON

(PUY-DE-DÔME)

Par le Docteur A. HUGUET

MÉDECIN-INSPECTEUR

Les sources de Châtel-Guyon, qui font l'objet de ce travail, commencent enfin à sortir d'une trop longue obscurité.

Leurs propriétés spéciales et rares en France (elles sont purgatives) ont attiré à plusieurs reprises l'attention d'hommes éminents, mais le courant entraînait les malades vers l'Allemagne, et dédaigneux des richesses minérales de notre pays, nous allions chercher chez nos voisins le bien-être et la santé, en leur portant la fortune en échange.

applicables, et prouver par des observations les faits allégués.

C'est la tâche que s'est imposée l'auteur de ce travail.

A l'ouest de la ville de Riom, une route facile et attrayante élève peu à peu ses pentes vers les sommets que domine le Puy-de-Dôme ; pendant sept kilomètres, elle contourne le flanc de ces premiers contreforts des montagnes d'Auvergne, laissant entrevoir aux regards surpris et charmés tantôt les profondes vallées qui rejoignent la plaine de la Limagne comme les fleuves courrent à la mer, tantôt les villages pittoresques hardiment cramponnés aux collines escarpées.

Le terme de cette facile ascension est un plateau étroit, au-delà duquel le voyageur, par une pente courte et rapide, arrive à Châtel-Guyon, ou plutôt au pied de la colline sur laquelle est bâti Châtel-Guyon, près des rives du Sardon, près des Etablissements thermaux et des hôtels qui les avoisinent.

L'altitude de cette région est de 400 mètres.

CHAPITRE PREMIER

Les Sources

---

§ 1. — SITUATION. — NOMBRE. — TEMPÉRATURE.

La situation, le nombre, l'analyse des sources de Châtel-Guyon classées par les auteurs du dictionnaire d'hydrologie médicale dans les chlorurées sodiques, sont connus déjà par les travaux de MM. Henri Lecoq, Lefort, Chevalier, etc.

Elles sont tellement nombreuses que l'énumération complète en est impossible.

On les voit sourdre de partout, sur les rives et dans le lit même du ruisseau ; aussi, le mélange de l'eau minérale avec l'eau du Sardon rend-elle celle-ci impropre aux usages ordinaires de la vie ; il y a peu de temps encore, les habitants de Châtel-Guyon étaient obligés d'aller chercher l'eau potable à Riom.

Maintenant un aqueduc obvie à cet inconvénient en amenant l'eau de la montagne.

Des travertins calcaires et ferrugineux cachent dans la vallée d'innombrables sources qui ne peuvent s'échapper, et à certains endroits il suffit d'appliquer l'oreille sur le sol, pour entendre le bouillonnement des eaux chargées d'acide carbonique.

Dans l'établissement thermal, si l'on descend les deux marches qui conduisent aux bâtiments contenant les appareils de chauffage, il suffit de s'incliner vers la terre pour être désagréablement impressionné par le gaz qui s'en dégage.

L'apparition de toutes ces sources, situées de chaque côté du ruisseau le Sardon, a été déterminée par la rupture du terrain primitif;

Elles sortent au point de jonction de ces terrains avec les terrains tertiaires; elles peuvent donc être considérées comme sortant des terrains primitifs.

Ainsi que nous l'avons dit, elles sont tellement nombreuses qu'il faut se contenter d'énumérer les principales.

En voici les noms avec le débit et la température, d'après les expériences de M. Tournaire, ingénieur des mines :

		DÉBIT à la minute	Température
		Litres.	
1	Source Deval.	63	31,5
2	— du Chaume.	63	29,5
3	— de la Planche	4	24
4	— du Réservoir.	7	32
5	— Id.	2	31
6 et 7	— du Sopinet.	77	33
8	— du Gargouilloux.	13	23,5
		19	32,5
9	— du Rocher	3	24
10	— du Sardon	83	35
11	— des Vernes.	1	16
12	— de la Vernière	7	27,5
13	Buvette de la Vernière.	2	26,1

Soit un volume de 281 litres à la minute ou de 404,640 litres par 24 heures, et il est impossible de prévoir à quel chiffre on pourrait arriver, toutes les fouilles un peu profondes donnant naissance à de nouveaux griffons (1).

Peut-être n'est-il pas hors de propos de parler

---

(1) Des travaux exécutés cette année ont fait augmenter dans une mesure importante le débit et la température des sources dites *Buvette de la Vernière* et *la Vernière*; mais ces travaux ne sont pas terminés, et il ne nous a pas été donné de constater par nous-même la différence exacte du débit nouveau avec l'ancien. Il n'en est pas de même de la température, qui a augmenté de 6 à 7 degrés.

ici d'autres sources qui existent dans une vallée voisine et assez près de Châtel-Guyon pour que les malades puissent en faire usage ; nous voulons parler des sources dites *des Grosliers*, qui sortent de deux cavités, creusées dans le porphyre, de chaque côté d'un ruisseau ; cette eau, très chargée de gaz, est à la température de 16°. Comme celle de Châtel-Guyon, elle laisse déposer de l'oxyde de fer.

C'est généralement comme eau de table qu'elle est employée par les buveurs.

Nous n'entreprendrons point de décrire la position relative de chacune de ces sources ; nous ne pourrions que citer textuellement M. Lecoq (1) ou M. Lefort (2). Au reste, comme elles sont toutes situées sur les rives ou dans le voisinage du Sardon, et cela sur une étendue qui ne dépasse pas deux ou trois cents mètres, les baigneurs qui veulent s'en rendre compte par eux-mêmes les auront toutes visitées en moins d'une heure.

---

(1) *Eaux minérales du massif central de la France*, Paris, 1864.

(2) *Mémoire sur les propriétés physiques et la composition chimique des eaux de Châtel-Guyon.* Paris 1865.

§ 2. — CARACTÈRES PHYSIQUES.

On a vu dans le tableau précédent que la température des sources varie de 16 à 35°.

Dans la plupart, le jaillissement de l'eau s'accompagne d'un dégagement bruyant et considérable d'acide carbonique, dont les variations nous paraissent être, indépendamment de causes inconnues, sous l'influence de la pression atmosphérique.

Quelles que soient les sources que l'on examine, on constate que l'eau minérale à sa sortie du sol est complètement limpide et incolore; lorsqu'elle est depuis quelque temps au contact de l'air, elle se trouble légèrement et la surface se recouvre d'une mince pellicule de chaux.

Toutes laissent déposer l'oxide rouge de fer. L'odeur nous paraît à peu près nulle; pourtant M. Lefort leur reconnaît, comme à presque toutes les sources minérales d'Auvergne, une très légère odeur bitumineuse qui rappelle leur origine volcanique.

Leur saveur est salée, acidule; elles laissent un arrière-goût légèrement styptique. Si l'eau est bue au moment même où on la puise, le dégagement du gaz acide carbonique masque en partie la sensation salée; le contraire arrive si, comme on est obliger de le recommander dans beaucoup de cas, le buveur laisse l'acide carbonique se dégager pendant quelques instants.

Il est remarquable qu'au bout de deux ou trois jours la saveur styptique n'est plus généralement perçue.

La plupart des malades qui s'approchent des sources pour la première fois boivent avec appréhension et répugnance ; mais tous reconnaissent, au bout de deux ou trois jours, que l'eau aussitôt ingérée ne laisse aucun goût désagréable.

La température même, qui pour les débutants est une cause de répulsion, devient un élément favorable ; il est certainement moins pénible de boire aux sources les plus chaudes qu'à celle de 16° par exemple ; telle est du moins l'opinion que j'ai entendu émettre par beaucoup de malades et que mon expérience personnelle me fait partager entièrement.

Recueillies en vases clos, elles laissent déposer leur fer et une petite quantité de carbonate de chaux et de magnésie.

§ 3. — PROPRIÉTÉS CHIMIQUES.

Indépendamment d'une analyse faite par Cadet en 1774, c'est à partir de 1840 seulement que l'on s'occupa de déterminer la composition de ces eaux.

L'analyse la plus récente est due à M. Lefort.

« Avant d'entreprendre nos recherches, dit cet
» auteur, que nous citons textuellement, nous avons
» dû d'abord faire un choix tout spécial des sources
» qui devaient être l'objet des analyses qualitative
» et quantitative; pour cela, nous nous sommes
» arrêté aux sources suivantes :

	TEMPÉRATURE.
Source Deval	31,5
— des Bains	35 [1]
— du Rocher	24
— Barse (Vernière)	26,1

» Toutes les eaux de Châtel-Guyon essayées au
» papier bleu de tournesol rougissent ce réactif
» d'autant plus fortement, qu'elles sont à une plus
» basse température.

» Le papier d'acétate de plomb et l'extrait de

---

[1] La source des Bains, qui a en effet 35°, ne figure pas dans le précédent tableau ; si elle s'y trouve sous une autre dénomination, il y a dans tous les cas une erreur pour la température.

» Saturne n'y indiquent pas la plus petite trace d'un
» principe sulfuré. Les précipités très abondants qui
» se produisent avec l'acétate de plomb liquide sont
» composés de carbonate et de sulfate de plomb.

  » L'infusion de noix de Galle y produit une colo-
» ration brune très apparente.

  » Avec le chlorure d'or et le cyanure rouge de
» potassium, elles donnent un trouble noirâtre et un
» léger précipité bleuâtre après quelques instants.

  » Comme après l'embouteillage de ces eaux, la
» plus grande partie du fer qu'elles contiennent s'est
» déposée, les deux réatifs précédents n'y occasion-
» nent plus de coloration.

  » Le chlorure de baryum, préalablement acidulé,
» y détermine la formation d'un abondant précipité
» de sulfate de baryte.

  » Avec le nitrate acide d'argent, il se produit un
» très abondant dépôt de chlorure d'argent.

  » L'oxalate d'ammoniaque donne également lieu,
» dans l'eau préalablement neutralisée, à une grande
» quantité d'oxalate de chaux.

  » L'ammoniaque, la potasse et l'eau de chaux y
» produisent d'abondants précipités blancs, très
» volumineux, composés de carbonate de chaux et
» d'hydrate de magnésie.

» Le phosphate de soude ammoniacal provoque
» après quelques instants un abondant précépité de
» phosphate de chaux et de phosphate ammoniaco-
» magnésien.

» Tous les acides en dégagent de l'acide carboni-
» que, dont une partie se redissout dans le liquide.

» Chauffées dans un appareil distillatoire, elles
» abandonnent une assez grande quantité de gaz
» carbonique et il se forme en même temps des
» composés insolubles de carbonate de chaux et de
» magnésie.

» Distillées avec de la potasse caustique, elles ne
» nous ont pas indiqué de traces d'ammoniaque.

» Evaporées avec soin dans un vase de platine
» jusqu'à siccité, elles laissent un dépôt parfaitement
» blanc, qui, par l'action plus prolongée de la cha-
» leur, jaunit légèrement et répand à la fin une
» odeur de matière organique comme bitumineuse. »

M. Lecoq, assistant au creusement des fondations
d'un des hôtels actuels, trouva une cavité close,
tapissée de cristaux d'arragonite, enduits eux-mêmes
d'une matière organique condensée, déjà solidifiée,
présentant au microscope l'aspect de la gélatine.

Abandonnée pendant douze heures dans l'eau dis-
tillée, elle n'a révélé aucune trace d'infusoires.

Nous allons indiquer maintenant, toujours d'après M. Lefort, le résultat de l'analyse quantitative et la composition hypothétique des sources de Châtel-Guyon.

Nature et proportion des principes élémentaires contenus dans un litre d'eau minérale de Châtel-Guyon.

POUR UN LITRE D'EAU MINÉRALE	SOURCE DEVAL	SOURCE des BAINS	SOURCE du ROCHER	SOURCE BARRE (Bains)
	gr.	gr	gr.	gr.
Acide carbonique libre et combiné . . .	2,442	2,075	2,189	2,217
— chlorhydrique	2,133	2,112	2,137	2,054
— sulfurique	0,293	0,266	0,284	0,302
— silicique	0,126	0,106	0,122	0,110
— arsenique.	indices	indices	indices	indices
Potasse.	0,112	0,102	0,083	0,083
Soude.	1,287	1,225	1,118	1,125
Chaux.	0,900	0,968	0,980	0,980
Magnésie	0,070	0,664	0,603	0,617
Strontiane et lithine.	indices	indices	indices	indices
Alumine.	0,008	0,009	0,009	0,007
Oxyde de fer	0,024	0,020	0,020	0,022
Matière organique bitumineuse	indices	indices	indices	indices
	8,085	7,607	7,611	7,539
Poids du résidu salin obtenu à 180° . .	6,276	6,031	5,904	6,080

En convertissant par le calcul tous ces principes élémentaires en combinaisons salines anhydres; et en s'appuyant sur les propriétés physiques, chimiques et physiologiques des sources de Châtel-Guyon, M. Lefort trouve que ces eaux peuvent être représentées de la manière suivante :

Composition hypothétique de l'Eau des Sources de Châtel-Guyon.

POUR UN LITRE D'EAU MINÉRALE	SOURCE DEVAL (31°5)	SOURCE des BAINS (35°)	SOURCE du ROCHER (24°)	SOURCE (Bains)
Densité à 15° c.	1,003 gr.	1,004 gr.	1,003 gr,	1,003 gr.
Acide carbonique libre	0,258	0,120	0,381	0,347
Chlorure de sodium.	1,617	1,757	1,780	1,849
— de potassium	0,178	0,161	0,131	0,132
— de magnésium.	1,218	1,260	1,236	1,104
— de lithium.	indices	indices	indices	indices
Bicarbonate de soude.	1,054	0,699	0,412	0,344
— de chaux.	2,105	2,089	2,094	2,081
— de magnésie	0,440	0,399	0,429	0,453
— de protoxyde de fer	0,054	0,044	0,052	0,042
Sulfate de chaux	0,498	0,452	0,482	0,513
— de strontiane	indices	indices	indices	indices
Arseniate de soude.	indices	indices	indices	indices
Alumine.	0,008	0,007	0,010	0,008
Silice.	0,126	0,166	0,122	0,116
Matière organique bitumineuse	indices	indices	indices	indices
	7,556	7,154	7,129	6,986

CHAPITRE II

Action physiologique et thérapeutique

Quand on examine une eau minérale, d'après la nature et la quantité absolue et relative des principes qu'elle renferme, on peut préjuger, mais d'une manière assez vague, de son action sur l'organisme et des maladies auxquelles elle pourra être opposée.

Il est des eaux très caractérisées par la présence, en quantité notable, de tel ou tel principe minéral; d'autres, au contraire, sont minéralisées de telle sorte que, pouvant être rattachées à deux classes à la fois, leur dénomination, quelle qu'elle soit, ne paraît pas nette et satisfaisante.

Les eaux de Châtel-Guyon sont dans ce cas.

Les auteurs du Dictionnaire d'hydrologie médicale ont dû les classer dans les chlorurées sodiques, puis dans les ferrugineux.

M. Lefort les considère comme des bicarbonatées mixtes.

, Mais si la composition chimique permet l'indéci-
sion pour le classement, l'action physiologique et
thérapeutique donne à l'eau que nous étudions sa
physionomie propre, et de cette composition chimique se dégage un mode d'action des mieux caractérisés, l'action purgative.

Nous verrons plus tard qu'elle produit sur l'organisme des effets résolutifs et toniques.

Les eaux purgatives sont assez rares en France
pour que cette propriété suffise à attirer l'attention, surtout quand elle est aussi marquée que dans
les eaux de Châtel-Guyon.

A quoi est-elle due?

D'après la composition de l'eau, cette action purgative ne peut être chimiquement expliquée que
par la présence de sels à base magnésienne : chlorure de magnésium, bicarbonate de magnésie, et
chlorure de sodium ; mais la réunion de ces sels
donne pour un litre $3^{gr}406$. Or, pour certaines personnes, l'effet purgatif est obtenu avec trois, deux
ou un verre seulement ; il faut donc attribuer cet
effet à d'autres causes que celles qui nous sont révé-
lées par l'analyse. Ces eaux, qui viennent jaillir
bouillonnantes et chaudes à la surface du globe, se
sont minéralisées dans des conditions de pression,

de température, d'électrisation qui nous sont inconnues, et au sortir de ces laboratoires mystérieux, elles se révèlent avec des propriétés que n'expliquent pas les analyses les plus correctes et les plus minutieuses.

Ce sont des eaux *vivantes,* si je puis m'exprimer ainsi, et elles apportent en elles pour agir sur l'organisme des forces inexpliquées, mais constatées par l'expérience.

Qu'elle soit justifiée ou non par l'analyse, la propriété purgative des eaux de Châtel-Guyon n'en est donc pas moins réelle, et aucun doute ne saurait persister après une expérimentation de deux ou trois jours.

L'effet purgatif se produit par l'excitation de la membrane muqueuse intestinale et des secrétions folliculaires et glandulaires qui lui succèdent, en même temps que le mouvement péristaltique est augmenté.

Cette action est à peu près constante ; nous n'avons vu qu'un très petit nombre de malades réfractaires ; seulement elle se manifeste plus ou moins vite, suivant les sujets.

Dans la majorité des cas, après l'ingestion de trois ou quatre verres, il survient des borborygmes, des 'gargouillements, qui sont suivis d'une selle bilieuse abondante.

Malgré l'accélération du mouvement péristaltique, les selles ne sont précédées ni accompagnées d'aucunes coliques, car je ne saurais donner ce nom aux légères sensations qui les précèdent, avertissement plutôt que souffrance.

L'estomac n'est nullement fatigué par l'eau, même à la fin du traitement, à moins qu'on ne le surcharge par un trop grand nombre de verres ou qu'on ne boive à des intervalles trop rapprochés.

Il arrive parfois que l'effet purgatif ne se produit pas le premier jour; mais dès qu'il est établi, il se continue avec régularité, sans douleurs, sans fatigue; on peut souvent alors diminuer le nombre de verres, sans que l'effet cesse, ou même se ralentisse.

L'eau de Châtel-Guyon n'est pas seulement purgative, elle agit également sur les sécrétions des reins et des glandes sudoripares; ces trois effets peuvent être simultanés, mais c'est toujours l'effet purgatif qui domine.

Lorsqu'il tarde à se produire, il est presque constamment remplacé par des sueurs abondantes et une exagération de la sécrétion urinaire; dans ces derniers cas, notre prédécesseur, M. le docteur Chaloin, a vu parfois la constipation se manifester.

En résumé, l'ingestion de cette eau minérale augmente l'activité des fonctions de trois grands appareils d'élimination et d'absorption, et la contractilité musculaire également stimulée amène un surcroît d'énergie dans les mouvements péristaltiques.

Les organes d'absorption ainsi dégorgés, rendus à une vie nouvelle, redeviennent plus aptes à remplir leurs fonctions.

L'excitation du tube digestif peut amener quelquefois la formation d'hémorrhoïdes et rapprocher ou augmenter le flux menstruel.

L'usage immodéré de l'eau en boisson est capable de déterminer de violentes inflammations, et M. Chaloin cite un paysan de Saint-Bonnet qui a succombé à une gastro-enterite aiguë survenue après l'ingestion de *trente verres !*

Il peut résulter, en tous cas, d'un usage imprudent, des vomissements, des crampes stomacales accompagnées de vertiges, syncope, etc..., des phénomènes en un mot de l'indigestion.

Nous avons vu plusieurs fois ces accidents se manifester, car bon nombre de buveurs du pays n'ont d'autre mesure que leur bon plaisir ou la capacité de leur estomac.

Ce n'est généralement qu'après quelques jours de traitement interne et externe que les fonctions de la peau, excitée par les bains et les douches, viennent concourir à l'œuvre et activer dans une large mesure l'élimination des matériaux nuisibles et l'absorption plus complète et plus normale des éléments de la nutrition.

Il est évident qu'un travail éliminatoire aussi complet nécessite, sous peine d'une déperdition rapide des forces, une absortion en rapport avec la perte qui s'est produite.

C'est en effet se qui se passe constamment. Les malades arrivés avec une langue couverte d'un épais enduit saburral, une bouche pâteuse, un manque d'appétit qui va souvent jusqu'au dégoût complet des aliments, voient au bout de quelques jours ces fâcheux symptômes se dissiper. L'appétit se réveille, et avec une telle énergie qu'il devient parfois pour le malade une cause de danger et pour le médecin un motif de surveillance et de sollicitude.

Un travail excessif, lorsqu'il est imposé à des organes récemment stimulés dans leurs fonctions, pourrait entrainer des affections inflammatoires qu'un peu de prudence suffit à éviter.

Suivant la constitution, l'âge et la force des sujets, il peut se produire au bout d'un ou deux septenaires une réaction fébrile plus ou moins vive, c'est la fièvre thermale. Elle est caractérisée par de la courbature, de l'abattement et un accroissement passager des souffrances.

La fièvre thermale, ainsi que la décrit M. Petrequin appartient, suivant cet auteur (1), à la quatrième période des effets produits, et se manifeste particulièrement chez les malades impressionnables, lorsque le traitement a été énergique et la cure un peu longue.

Ce n'est donc pas à ce phénomène, survenant à la fin du traitement, que nous faisons allusion ici, mais bien à la réaction qui suit au contraire le début, et à laquelle, suivant les auteurs du Dictionnaire d'hydrologie médicale, le nom de fièvre thermale peut être tout aussi légitimement appliqué.

Comme eux encore, nous considérons cette réac-

---

(1) *Traité général pratique des Eaux minérales*, 1859.

tion plutôt comme un accident que comme une conséquence nécessaire du traitement thermal; on peut
dans presque tous les cas l'éviter en commençant le
traitement avec prudence, et, lorsqu'elle se produit
néanmoins, elle est due la plupart du temps à des
écarts de régime et à l'imprudence des malades.

Beaucoup d'entre eux, impatients d'obtenir un
résultat favorable, ne se soumettent qu'avec peine
aux lenteurs prudentes du médecin qu'ils ont consulté, et quand il s'agit d'eaux de la nature de celles
qui nous occupent, il leur semble tout naturel de
boire dès le premier jour un aussi grand nombre
de verres qu'il en faut pour arriver immédiatement
à l'état purgatif; nous verrons plus tard que cette
manière d'agir est vicieuse et peut compromettre
ou tout au moins ralentir le traitement.

Nous avons dit qu'en dehors de l'action purgative,
qui lui imprime son caractère dominant, l'eau de
Châtel-Guyon agissait sur l'organisme comme résolutive et tonique.

En se reportant aux analyses, on peut entrevoir
qu'il en devait être ainsi, et, que d'après sa composition chimique elle devait participer aux propriétés des eaux chlorurées sodiques, bicarbonatées
et même ferrugineuses.

Mais l'expérimentation seule pouvait déterminer son champ d'action et les limites de son domaine thérapeutique.

L'action résolutive des eaux de Châtel-Guyon se lie d'une façon assez étroite à l'effet purgatif; il dépend du médecin de diriger le traitement, de façon à obtenir l'un ou l'autre de ces effets; il ne faut point oublier que si l'action primitive de ces eaux est la stimulation, leur action consécutive pourrait être hyposthénisante; cette action se montrerait plus ou moins vite suivant le sujet et le mode de traitement; dans ces cas, elle est caractérisée par une dépression générale, avec ralentissement du pouls, diminution de la chaleur animale, etc.

Elles agissent comme toniques : cet effet tonique est le résultat du fer qu'elles contiennent, et surtout de leur action physiologique, qui varie suivant le mode d'emploi.

Quand on a recours au fer pour un traitement tonique, qu'on fasse usage des préparations pharmaceutiques ou des eaux minérales spéciales, la difficulté n'est pas l'introduction d'une quantité suffisante de cet élément par les voies ordinaires de l'alimentation, la difficulté c'est l'assimilation.

Les eaux minérales, sous ce rapport, présentent

des conditions plus favorables que les préparations officinales les plus soignées, mais, quand elles jouissent en outre des propriétés qui peuvent prédisposer, pousser l'organisme à l'absorption et à la fixation des matériaux introduits, elles peuvent être considérées comme un médicament complet. Tel est, suivant nous, le cas des eaux de Châtel-Guyon.

En débarrassant par leur action laxative et purgative dont on modère à volonté les effets, toutes les voies de l'absorption, en réveillant l'énergie des appareils au point de vue des secrétions et de la tonicité musculaire, elles permettent la fixation définitive dans l'économie, d'éléments qui, sans cela, n'y auraient pas trouvé place, et qui, au lieu d'être introduits dans le torrent circulatoire, auraient été éliminés avec les produits ultimes de la digestion.

Si, comme on le fait lorsque cette action tonique est celle que l'on veut obtenir, on joint à ces moyens les ressources hydrothérapiques dont dispose un établissement thermal, si l'exercice et une hygiène bien entendue aident à la cure, on arrive, ainsi qu'on le verra plus tard, à traiter avec succès, à Châtel-Guyon, des cas d'anémie et de chloro-anémie très caractérisés.

Quand bien même il n'y aurait pas un atôme de

fer dans l'eau de Châtel-Guyon, si son emploi a été dirigé dans ce but, elle amènerait physiologiquement un résultat final tonique, pour les raisons que nous énoncions tout à l'heure, c'est-à-dire la nouvelle vie imprimée rapidement à tous les organes qui concourent aux phénomènes de l'absorption et de l'élimination, par le réveil de l'appétit et l'introduction de matériaux alimentaires plus nombreux et mieux assimilés.

Pour terminer ce chapitre, nous ferons remarquer que l'eau de Châtel-Guyon se trouve chimiquement constituée de façon à corriger par elle-même les inconvénients que pourraient avoir ses éléments envisagés isolément.

Le fer qu'elle contient s'oppose à l'hyposténie, qui est consécutive à la médication altérante, et ses propriétés purgatives combattent heureusement la constipation, apanage des bicarbonatés.

Une eau ainsi constituée devrait être un précieux auxiliaire des bicarbonatées fortes ; chacun sait qu'à Vichy, par exemple, il faut lutter contre la constipation en faisant prendre de temps à autre aux malades de l'eau de Birmenstorf ou de Pullna.

Le temps n'est peut-être pas très éloigné, où les sources de Châtel-Guyon seront appelées à aider aux succès obtenus dans cette grande station.

Employée en bains, douches, lavements, etc..., l'eau de Châtel-Guyon agit comme toutes les eaux minérales, par absorption directe à travers les téguments, mais surtout par la stimulation de la surface cutanée; cette action doit donc varier suivant la température et la durée du bain.

Il est assez ordinaire, à Châtel-Guyon, de voir, après un bain de 30 à 45 minutes, une éruption passagère et accompagnée de démangeaisons se faire à la surface du corps. Les personnes à peau fine et impressionable subissent souvent cette petite éruption dès le premier jour; le plus ordinairement, elle n'apparaît qu'après un certain nombre de bains.

Cette excitation, lorsqu'elle est forte, peut se traduire par un mouvement fébrile.

Quoique cette poussée n'ait pas dans le traitement thermal de Châtel-Guyon la signification qu'elle aurait dans d'autres stations, où la médication a pour but principal d'agir sur les téguments, elle ne saurait être considérée comme un phénomène défavorable; elle prouve l'impressionabilité du sujet et devient utile dans certaines affections ou une dérivation énergique sur la surface cutanée est nécessaire.

Quant aux douches, nous sommes de ceux qui croient qu'elles agissent par leur température et leur

action mécanique plutôt que par absorption ; elles
aident à la résolution des engorgements viscéraux et
deviennent un auxiliaire puissant dans les paralysies,
alors qu'il s'agit à la fois d'obtenir un effet déri-
vatif et une stimulation de la contractilité musculaire.

Les lavements, ou plutôt les douches ascendantes
dont on fait usage à Châtel-Guyon, agissent à la fois
mécaniquement et par la stimulation qu'elles apportent à l'intestin.

Elles sont utiles dans les cas de constipation opiniâtre, où il faut venir en aide à l'action laxative de
l'eau prise en boisson pour débarrasser le gros intestin des matières qui s'y trouvent accumulées, et pour
réveiller ensuite la contractilité musculaire d'autant
plus diminuée que la distension a été plus considérable.

CHAPITRE III

Méthodes de traitement

D'après ce qui précède, nous sommes naturellement conduit à dire que dans l'application de l'eau de Châtel-Guyon on peut admettre trois méthodes, suivant que l'on veut obtenir l'effet évacuant, l'effet résolutif ou l'effet tonique.

C'est la division admise par Kuhn dans l'application des eaux de Niederbronn, avec lesquelles celles qui nous occupent ont une grande analogie de composition et surtout d'action, ainsi que nous chercherons à l'établir plus tard.

Ces trois méthodes, qu'on les emploie combinées ou isolées, résument l'action des eaux de Châtel-Guyon.

§ 1. — MÉTHODE ÉVACUANTE.

Lorsqu'en raison du genre de la maladie le médecin traitant s'est déterminé à employer la méthode évacuante, quoiqu'il compte principalement sur l'action purgative, il ne doit pas oublier cependant que l'augmentation des sécrétions urinaire et cutanée, si elles accompagnent l'effet purgatif, contribuent à arriver au résultat poursuivi.

En général, ce mode de traitement est employé :

1° Quand il est nécessaire de modifier les fonctions digestives elles-mêmes, troublées ou ralenties ;

2° Quand on s'adresse à l'appareil digestif pour obtenir, par son intermédiaire, une dérivation salutaire ayant pour but la guérison d'affections qui lui sont étrangères, ou qui, reliées à ses fonctions comme conséquence de leur altération, dominent par leur gravité l'état pathologique.

Au premier cas se rattachent l'état saburral des premières voies, la constipation, les engorgements biliaires, les dyspepsies, etc...

Au deuxième, les congestions cérébrales, l'état apoplectique, les paralysies qui en sont la conséquence, la pléthore, l'obésité, etc...

Il est impossible d'établir d'une façon absolue la manière d'appliquer cette médication ; il est évident que l'âge, la force, le tempérament du malade détermineront et l'énergie et la durée du traitement. Suivant les cas, on peut ou rechercher immédiatement et franchement l'effet purgatif, ou l'obtenir graduellement. Suivant les cas encore et le genre de la maladie, on est conduit à maintenir cette action évacuante d'une façon continue ou à l'interrompre pour la reprendre ensuite.

Dans la méthode évacuante, l'agent principal est l'eau en boisson ; les bains généraux sont relativement peu employés ; en revanche, les bains de pieds et les douches aident beaucoup au traitement, surtout dans les affections de la deuxième catégorie.

§ 2. — MÉTHODE RÉSOLUTIVE.

Dans la méthode évacuante, on utilise l'eau minérale au point de vue des effets purgatifs et excitants sur l'appareil de la digestion ou des sécrétions urinaire et cutanée ; en un mot, on s'adresse surtout à son action physiologique.

Il n'en est pas de même quand on veut employer la méthode résolutive.

L'eau minérale, alors, prise à plus petite doses et plus longtemps, agit sur l'organisme d'une façon beaucoup moins apparente, mais beaucoup plus profonde.

Il ne s'agit plus, dans ce cas, d'une excitation

passagère des sécrétions ; les éléments qu'elle tient
en dissolution pénètrent dans l'organisme pour modifier la composition du fluide sanguin et changer les
conditions de l'absorption et de la résorption.

L'influence exercée par les alcalins sur l'économie est considérable, soit qu'ils ajoutent à l'alcali-
nité naturelle du sang, soit qu'ils saturent les
acides, soit qu'ils fluidifient les éléments de la bile
et s'opposent à ce qu'ils s'épaississent et se con-
crètent sous forme de calculs, soit qu'ils émulsion-
nent les matières grasses.

Leur introduction lente dans l'organisme ne manifeste pas ses effets rapidement, mais l'amélioration
n'en arrive pas moins ; seulement, si le traitement
dépassait les limites nécessaires, on verrait survenir
les accidents d'hyposthénie dont nous avons parlé
dans un autre chapitre.

Il est important de bien se rappeler les préceptes
établis par MM. Trousseau et Pidoux dans leur traité
de thérapeutique, c'est-à-dire que, quand on a recours
à un médicament, il ne faut pas avoir seulement en
vue l'action spéciale de ce médicament sur les liquides
et les solides de l'économie, mais ne point oublier
qu'une fois l'aide qu'on en attendait, obtenu, l'impulsion donnée à la résolution, il convient à un

médecin prudent d'avoir confiance dans les ressources de l'organisme, de savoir rester spectateur des efforts de la nature en les surveillant, et de n'intervenir de nouveau qu'à bon escient.

Il arrive, suivant les cas, qu'on fait précéder cette méthode des effets purgatifs plus ou moins prolongés.

Elle s'applique aux affections caractérisées par l'engorgement ou l'hypertrophie des viscères, les calculs biliaires, l'état lymphatique ou scrofuleux.

Elle succède à la méthode évacuante quand celle-ci n'était indiquée qu'au début, ou que l'âge, la force et la constitution du malade ne permettent pas de la prolonger.

Elle implique l'usage de l'eau en boisson à plus petites doses, des bains et des douches ; mais il ne saurait être établi, on le comprend facilement, de règles absolues en ce qui concerne la température et la durée des bains et des douches ; l'une et l'autre varient suivant les cas.

§ 3. — MÉTHODE TONIQUE

La médication tonique, prise dans un sens trop restreint, a souvent été considérée comme consis-

tant à introduire dans les liquides de l'économie et
à fixer par leur intermédiaire, dans les solides, les
principes nécessaires à la vie normale.

La chlorose, l'anémie, auxquelles s'adresse le plus
généralement cette médication, sont caractérisées
par la diminution des globules et conséquemment
du fer. En constatant ce fait, et en voyant que l'introduction du fer dans l'économie amenait la cessation des accidents, on a été conduit à conclure que
la guérison était obtenue directement et simplement
en rendant au fluide sanguin un de ses éléments
nécessaires qui faisait défaut.

Dans cette théorie, l'action vitale est oubliée et
n'intervient pas dans les résultats obtenus.

Mais si les uns veulent que le fer, directement
introduit dans le sang et précipité à l'état d'oxyde,
lui rende immédiatement ses qualités réparatrices,
d'autres ne le considèrent que comme un agent qui,
réveillant la tonicité des fonctions digestive et ner-
veuse, arrive par leur intermédiaire à imprimer une
nouvelle impulsion à la vie organique.

Le manganèse employé au lieu du fer a produit
les mêmes effets de reconstitution.

Sans choisir entre ces deux opinions, peut-être
vaut-il mieux admettre, avec MM. Trousseau et

Pidoux, qu'il agit d'abord comme tonique et excitant du sens gastrique, pendant qu'une certaine proportion dissoute et absorbée, introduite dans les vaisseaux, rétablit les fonctions hématosiques.

En résumé, la médication tonique ne consisterait pas tant à fixer dans l'organisme tel ou tel principe, qu'à exciter les fonctions d'absorption et d'élimination, de manière à permettre une assimilation plus prompte et plus facile des matérianx de la nutrition.

Ce que nous avons dit des eaux de Châtel-Guyon suffit pour démontrer que ce résultat peut et doit être obtenu par leur intermédiaire, si on les emploie d'une façon conforme au but que l'on veut atteindre.

Il faut donner de très petites doses au début, mais de façon à arriver dans les deux ou trois premiers jours à un effet laxatif qu'il est inutile de maintenir. L'eau est continuée ensuite en boisson puisée aux sources les plus ferrugineuses; un verre l e matin, et un le soir suffisent dans la majorité des cas.

Des bains de piscine, à eau courante ou acidulés, à la température des sources, parfois quelques douches et de l'exercice, tels sont les moyens qui amèneront une prompte amélioration.

Sous l'influence de l'eau en boisson, l'appétit se

réveille au moment où les organes sont redevenus aptes à la digestion. Les bains et les douches stimulent énergiquement les fonctions cutanées et la tonicité des tissus, et quel que soit le rôle du fer dans cette médication, agent direct ou indirect, celui que contiennent les sources de Châtel-Guyon trouve dans cette méthode de traitement une utile application.

Nous avons pris comme type des affections qui la réclament le plus ordinairement, la chlorose et l'anémie; mais de même que les deux autres méthodes évacuante et résolutive peuvent se combiner avec avantage, de même aussi la méthode tonique peut être appliquée comme fin de traitement dans les cas où le résultat poursuivi et obtenu par la méthode résolutive permet de rechercher sans inconvénient à tonifier le malade.

CHAPITRE IV

Mode d'emploi

———

§ 1. — USAGE INTERNE

Si nous avons réussi à exposer clairement l'action des eaux de Châtel-Guyon, on comprendra, *à priori*, que dans la grande majorité des cas, c'est l'eau en boisson qui constitue le fond du traitement.

Elle doit être prise le matin à jeun ; l'état de vacuité de l'estomac favorise l'absorption, et par le temps écoulé depuis le dernier repas, on n'a point à craindre, même chez les personnes dont la digestion est lente, un trouble dans les fonctions qu'on cherche au contraire à rendre normales et plus actives.

Les verres devront être pris de quart d'heure en quart d'heure, aussitôt qu'ils viennent d'être puisés, à moins, ce qui est indiqué quelquefois, qu'il ne faille laisser pendant une ou deux minutes l'acide carbonique se dégager.

Quels que soient les cas, le traitement devra être

commencé par de petites doses, même en se plaçant
en dehors des conditions d'âge et de force des
sujets ou du genre de la maladie ; cette règle de
conduite doit être admise, puisque, selon les tem-
péraments, l'eau agit plus ou moins énergiquement.
Il serait fâcheux d'imposer de prime abord six ou
huit verres à un malade qui, avec la moitié, pourra
obtenir l'effet purgatif ou laxatif.

On s'exposerait encore par des doses trop fortes
au début, à fatiguer l'estomac et à exciter des
répugnances difficiles à surmonter par la suite.

Le nombre de verres est augmenté graduellement,
suivant la méthode adoptée et l'effet que l'on veut
obtenir. Si, par exemple, on désire arriver à l'action
purgative, il serait contraire à la logique de conseiller au malade de boire dès le premier jour
jusqu'à ce que cette action se soit manifestée ; il
vaut beaucoup mieux y arriver par une progression
lente, l'effet obtenu n'en sera que plus durable et
sans fatigue pour l'estomac.

Si pour l'atteindre il a fallu des doses assez fortes,
il sera bon d'essayer ensuite de les diminuer, et il
arrive souvent que la purgation établie se maintient
malgré cette diminution, ce qui, à notre avis, est
avantageux.

Quand, malgré un nombre de verres assez considérable, dans les cas de constipation opiniâtre, par exemple, l'effet purgatif, ce qui est bien rare, se fait attendre, on peut le déterminer en ajoutant au premier verre dix ou quinze grammes de sulfate de magnésie, ou en prescrivant une douche ascendante.

En général nous commençons par trois verres, il est rare qu'il faille dépasser le nombre de six ou sept, et chez quelques sujets seulement, il faut arriver à dix.

S'il advient, ce qui est rare encore, que l'estomac, au début du traitement soit désagréablement impressionné, on pourra couper l'eau minérale avec une légère infusion de tilleul ou de coquelicot.

§ 2. — USAGE EXTERNE.

C'est de trois à cinq heures du soir que nous faisons prendre les bains, douches, etc... quelques cas nécessitent une infraction à cette règle : ainsi les anémiques, les chlorotiques, qui n'ont qu'une très petite dose à boire, prennent ordinairement dès le matin un bain de piscine ou de baignoire, puis un ou deux verres, selon la prescription, et le soir un ou deux autres verres aux sources ferrugineuses.

En raison de la température de l'eau de Châtel-

Guyon, il est rare qu'il faille élever artificiellement celle des bains généraux ; il n'en est pas de même pour les douches et les pédiluves ; au reste, l'établissement est organisé de façon à ce qu'on puisse la graduer avec la plus grande précision.

Le bain, selon les cas, est pris de trois manières :

A eau stagnante : quand la baignoire est remplie, on interrompt l'arrivée du liquide.

A eau courante : alors le liquide se renouvelle par les réservoirs pendant toute la durée du bain.

Enfin, nous dénommons bains acidulés, ceux qui, à eau courante comme les précédents, sont alimentés directement par la source, sans l'intermédiaire des réservoirs, et contiennent par conséquent une bien plus grande quantité d'acide carbonique.

Les bains de piscine ne sont que des bains à eau courante auxquels s'ajoute l'avantage du mouvement et de l'exercice musculaire.

La durée est en raison du genre de bain qu'on a du choisir, elle varie de 20 à 60 minutes.

Les pédiluves sont de 15 à 20 minutes, les douches de 10 minutes environ.

Suivant les cas, les bains sont quotidiens ou séparés par un intervalle plus ou moins long; il en est de même pour les douches. Nous n'approuvons pas les personnes qui, dans l'espoir d'un résultat plus prompt, ne craignent pas de prendre deux bains dans la même journée, au risque de compromettre leur traitement par cet excès.

Quand une action congestive vers le cerveau est à craindre, il est bon d'appliquer des compresses froides sur le front pendant la durée du bain.

§ 3. — DURÉE DU TRAITEMENT.

Il est assez ordinaire qu'une des premières questions posées au médecin par les malades concerne la durée que nécessite le traitement, et il est non moins ordinaire que le médecin ne puisse pas répondre d'une façon précise à ce sujet.

S'il est des affections réclamant trois semaines, un mois et plus de séjour, soit qu'il ait fallu suspendre parfois l'usage des eaux, soit que la maladie ait exigé un semblable délai, d'autres au contraire pourront être guéries au bout de quinze jours; ces dernières sont ordinairement peu graves : état saburral des voies digestives, constipation, etc. Enfin, pour certaines affections il sera bon de faire deux saisons, l'une en juin par exemple, et l'autre en août ou septembre.

Quant à l'époque la plus favorable pour entreprendre une cure à Châtel-Guyon, nous ne serons guère plus précis ; il est des maladies auxquelles la chaleur est favorable, d'autres au contraire se trouveront mieux d'une température plus modérée, il appartient donc au médecin qui envoie un malade aux eaux de choisir l'époque la plus convenable.

Nous n'avons à cet égard qu'une remarque à faire ; c'est que, d'après la latitude et l'altitude de Châtel-Guyon, le mois de mai est exposé à être un peu pluvieux ; quant au mois de septembre, il est généralement beau et les baigneurs n'abandonnent parfois la station que dans les premiers jours d'octobre.

Au point de vue officiel et administratif, la saison commence le 15 mai et finit le 15 septembre.

CHAPITRE V

Contre - Indications.

Des contre-indications, les unes sont spéciales aux eaux de Châtel-Guyon, les autres appartiennent également à toutes les eaux minérales.

Ces eaux ne doivent pas être employées contre des affections à l'état aigu; c'est à la chronicité que s'adresssent les traitements thermaux, l'action excitante des eaux ne pourrait qu'aggraver les accidents inflammatoires.

Elles agissent plutôt sur les fonctions que sur les organes eux-mêmes, et si elles amènent le dégorgement de certains viscères, c'est en excitant les phénomènes de résorption et d'élimination.

Elles sont contre-indiquées quand il y a une altération ou une dégénérescence des tissus, elles le sont quand une diathèse existe, qui ne s'est pas encore manifestée par des désordres organiques, qu'une stimulation malheureuse pourrait déterminer ; quand la maladie n'épargne le malade que parce qu'elle existe à l'état latent, et que pour ce dernier toute modification à cet état de choses, qui n'est qu'une trève, doit être funeste.

Les affections organiques du cœur, celles où il y a un obstacle à la circulation, doivent faire écarter de ces eaux les sujets qui en sont atteints.

Si la chronicité, ou tout au moins la cessation de de la période aigue est nécessaire pour que l'usage des eaux soit sans danger, il ne faudrait pas néanmoins tomber dans l'excès contraire. Lorsque les fonctions vitales, usées par de longues souffrances, ne permettent pas d'espérer que l'organisme se réveille dans un sens favorable, il faut craindre une excitation, qui s'exercerait sans autre résultat qu'une aggravation de l'état pathologique.

Un âge trop avancé ou une trop grande jeunesse, pour des raisons analogues, sinon similaires, doivent rendre très réservés et le médecin qui conseille les eaux et celui qui a mission de les appliquer.

L'état de grossesse, qu'il soit plus ou moins avancé, est une contre-indication formelle. Sans être aussi absolu, nous considérons néanmoins comme prudent de s'abstenir pendant la période menstruelle.

En somme, il est important d'avoir bien présente

à l'esprit cette vérité : il n'y a pas d'eau minérale dont on puisse faire usage d'une façon indifférente, même quand on s'adresse aux plus faibles, *a fortiori*, quand celle que l'on emploie jouit des propriétés énergiques qui caractérisent les eaux de Châtel-Guyon, dont on peut dire (et c'est un devoir de le dire) : craignez, si elles ne font pas de bien, qu'elles ne fassent du mal.

Nous allons maintenant examiner successivement les différentes affections qui comportent un traitement par les eaux de Châtel-Guyon, ce qui constituera le chapitre des indications.

CHAPITRE VI

Indications.

Avant d'entamer ce chapitre, nous devons décla-
rer qu'il ne renfermera, sauf deux ou trois excep-
tions, que les maladies qui se sont présentées à notre
examen et que nous pouvons accompagner des observations recueillies par nous, les seules du reste, qui
soient à notre disposition ; seulement, nous y ajouterons l'énumération des autres affections qui, d'a-
près notre prédécesseur, M. le docteur Chaloin, ont
pu être traitées avec avantage à Châtel-Guyon.

Dyspepsie.

Il est très difficile de donner de cette affection
une définition exacte ; pour les uns, c'est une simple névrose, pour d'autres elle se trouve confondue
avec l'embarras gastrique, la gastralgie et même la
gastrite chronique ; il est certain que rarement elle
peut être envisagée comme maladie essentielle et
isolée ; la plupart du temps elle accompagne d'autres

affections dont elle n'est que la conséquence, quelquefois elle constitue la cause, et les troubles de la digestion engendrent des accidents dont la gravité domine l'état pathologique. Quoi qu'il en soit, elle est caractérisée par la difficulté et la lenteur de la digestion ; les malades qui en sont atteints éprouvent aux régions stomacale et abdominale, du malaise, parfois de la douleur qu'exagère la pression ; ils sont sujets aux borborygmes, à des éructations ordinairement acides, le ventre et l'estomac sont ballonnés, les digestions sont capricieuses et certains aliments sont tantôt bien supportés, tantôt deviennent une cause de souffrance; il existe du pyrosis, parfois des vomissements, et l'on constate dans ce cas que les aliments rejetés, malgré le temps passé dans l'estomac, n'ont subi qu'un commencement de digestion, parfois encore ce ne sont pas les derniers ingérés qui sont expulsés, mais ceux qui ont été introduits la veille ou l'avant-veille.

Il y a ordinairement constipation, mais il n'est pas rare de voir la diarrhée alterner avec elle; la langue peut être normale ou recouverte d'un enduit blanchâtre.

En même temps il y a de l'inappetence et des troubles divers : palpitations, céphalagie, pesanteur

4

intellectuelle. Ces symptômes sont plus ou moins prononcés; il arrive même qu'ils sont intermittents, et qu'à des souffrances vives succède un bien être relatif.

Nous n'entreprendrons pas de décrire les causes de cette affection, ce serait sortir du cadre de ce travail; nous nous bornons à répéter que souvent la dyspepsie est symptomatique de diverses maladies; il en résulte que des eaux minérales de nature différente ont pu lui être opposées; il est constant néanmoins, que celles qui contiennent de l'acide carbonique libre, réussissent le plus ordinairement.

Les bicarbonatées mixtes ou sodiques, les chlorurées sodiques, paraissent être celles qui conviennent le mieux. Celles qui contiennent du fer, se trouvent par ce fait répondre avantageusement à certaines indications, la dyspepsie étant souvent la conséquence ou la cause d'un état anémique plus ou moins prononcé.

Les sources de Châtel-Guyon devaient donc être, d'après leur composition, et sont en effet parfaitement applicables à la dyspepsie.

La manière de les administrer varie il est vrai suivant les cas, mais peut se résumer pourtant en ces données générales :

Le traitement s'effectue par de petites doses; il
est même parfois utile de mettre des intervalles à
cause de l'extrême susceptibilité de l'estomac.

Dans beaucoup de cas, il est bon en dehors de
l'eau ingérée le matin de faire prendre le soir un
verre à une des sources les plus ferrugineuses.

Les bains à eau courante ou de piscine, quelques
douches, deviennent un adjuvant utile du traitement.

Nous avons dit que la dyspepsie était rarement
un état pathologique isolé, il n'y aura donc pas lieu
d'être surpris si, dans les observations qui vont
suivre, on constate d'autres symptômes que ceux
qui sont propres à cette affection.

Observation I.

Madame X...., Paris, 38 ans, tempéramment lymphatique, impressionnable. Il y a anémie. Les mois
sont réguliers. Dyspepsie flatulente s'accompagnant
de constipation opiniâtre, qui persiste quelquefois
pendant une semaine entière. Pas d'appétit, langue
un peu blanche, douleurs stomacales, borborygmes,
paresse physique et morale.

7 juillet 1872. — Le traitement est commencé par
trois verres de la grande source, l'eau est bien supportée, pas d'effet purgatif.

10. — Bain de piscine quotidien d'une durée de 20 minutes, la quantité d'eau est augmentée de deux verres, sans que l'effet purgatif se produise.

12. — Douche ascendante qui produit l'évacuation des matières accumulées dans le gros intestin.

16. — L'appétit s'est réveillé, les digestions sont meilleures, les eaux commencent à être laxatives.

13 août. — Depuis le 16 juillet, le même traitement a été suivi avec persévérance; la seule modification a consisté à faire prendre chaque jour à la malade un verre à la source ferrugineuse; l'amélioration a augmenté graduellement et la guérison est complète au moment du départ.

Observation II.

M. X..., Paris, 52 ans, tempérament nervoso-bilieux, se livre à un travail intellectuel considérable, éprouve depuis six ou sept ans des accidents dyspeptiques se traduisant par la flatulence de l'estomac et de l'intestin, des éructations, des oppressions fréquentes et violentes qui ne diminuent qu'après l'émission des gazs par la bouche.

Les selles sont régulières, seulement de temps à autre, en été principalement, il y a de la diarrhée bilieuse; quatre ou cinq selles par jour.

Le foie déborde un peu les fausses côtes, pas de douleur à cette région.

Il y a de temps à autre des étourdissements, des vertiges, la langue est saburrale, l'appétit nul.

6 septembre. — Le traitement débute par quatre verres, bain à 35°.

10. — Le nombre de verres a été porté à six, il s'est produit un effet laxatif régulier, peu à peu les accidents disparaissent, la langue est nette, l'appetit vif.

18. — Le mieux ne s'est pas démenti un seul jour, et à cette date la guérison est complète.

EMBARRAS GASTRIQUE.

L'embarras gastrique, état muqueux des premières voies, flux muqueux des Allemands, catharre gastro-intestinal, se présente le plus souvent avec les caractères de la chronicité.

On pourrait considérer cette affection comme existant à l'état aigu, lorsqu'elle survient au printemps, ou, d'une manière plus générale, au moment des changements de saison. Dans ces cas, elle s'accompagne de fièvre, revêtant tantôt la forme continue, le plus souvent la forme intermittente, laquelle

fièvre disparaît, lorsque par les vomitifs et les purgatifs on a fait cesser les désordres qui l'avaient
produite.

Mais l'embarras gastrique chronique, celui dont
nous avons à nous occuper ici, est une maladie
apyrétique, caractérisée par une exagération des
secrétions, même de la secrétion salivaire; il existe
en même temps un arrêt dans le travail de la digestion et des mouvements péristaltiques.

La bouche est pâteuse, amère, il semble au malade que tous les aliments sont empreints de cette
amertume, la langue est saburrale, couverte d'un
enduit qui revêt également les dents et les gencives,
l'haleine est fétide, il y a des nausées, des vomissements ou plutôt des regurgitations bilieuse ou acides,
le ventre est ballonné, parfois un peu douloureux.

La constipation alterne avec la diarrhée, l'urine
est trouble, chargée, le teint livide ou jaunâtre, le
pouls est lent, il existe de la céphalalgie ou des douleurs sus-orbitaires, il y a de la pesanteur physique
et intellectuelle, en somme prédisposition aux congestions.

Non seulement l'appétit est nul, mais le malade
éprouve un profond dégoût pour les aliments, surtout
pour les aliments gras.

Les fonctions de la peau sont diminuées ou abolies, il y a de la sensibilité au froid.

Ainsi que le fait remarquer M. le docteur Grimaud, médecin inspecteur des eaux de Barèges, dans son travail sur l'embarras gastrique chronique comme cause des congestions cérébrales, et son traitement par les eaux de Niederbronn, il y a exagération des secrétions biliaire et intestinale et peut-être altération de ces produits, en même temps qu'un arrêt d'excrétion par en bas ; la formation des acides butyrique et lactique résultant d'une transformation morbide des principes amylacés, communique aux renvois le goût acide qui est si fréquent.

La présence d'une quantité de bile considérable dans l'estomac, est indiquée par les regurgitations de ce liquide qui, d'après les expériences de Claude Bernard, suffit pour arrêter le travail digestif stomacal.

Ces désordres dans les fonctions de digestion et d'assimilation tiennent à des causes bien variées, parmi lesquelles les excès de table, une vie trop sédentaire, l'usage d'une nourriture trop animalisée ou d'aliments grossiers, les variations brusques de température, les émotions tristes, etc..., peuvent être invoquées.

Nous parlerons plus tard de l'importance qu'il convient de reconnaître à cette affection comme cause prédisposante et parfois déterminante de la congestion cérébrale ; elle est une de celles que les eaux de Châtel-Guyon combattent avec le plus de succès.

C'est à la méthode purgative qu'on doit avoir immédiatement recours, tout en observant les précautions de début, qu'on ne doit jamais mettre de côté.

Les bains, en rétablissant les fonctions de la peau, ordinairement abolies, aident au traitement dans une sérieuse proportion.

Observation I.

Madame X..., 30 ans, tempérament nerveux, mariée depuis neuf ans, un peu anémique, a eu des accidents dyspeptiques et gastralgiques il y a dix ans.

Ces accidents, dissipés à l'époque du mariage, ont reparu au bout de trois ans, après une couche suivie d'une affection utérine qui, au dire de la malade, est maintenant guérie. — Bien réglée.

Eprouve, la nuit principalement, des douleurs dans les jambes, au niveau des malléoles et des mollets.

Il y a également de la douleur au creux épigastrique, survenant soit avant, soit après le repas.

Pas de gaz, pas d'aigreurs, mais la bouche est pâteuse, amère, la langue saburrale ; alternatives de constipation et de diarrhée.

Il y a déjà dix jours que la malade a commencé à boire les eaux lorsqu'elle se présente à la consultation.

10 juillet. — Six verres à la grande source, le soir deux verres à la source ferrugineuse chaude.

Tous les deux jours, bain à eau courante d'une durée de vingt-cinq minutes.

Ce traitement est continué jusqu'au 28, époque où la malade part guérie.

Observation II.

M. X..., 28 ans, état anémique, douleurs dans les articulations à la moindre marche, teint et muqueuses décolorés, pouls à 50 pulsations, constipation, borborygmes, bouche pâteuse, amère, langue très chargée, lenteur dans la marche et les mouvements, tendance au sommeil, pas d'appétit.

7 août. — Trois verres à la grande source ; le soir, un verre à la source ferrugineuse chaude.

Bain à eau courante tous les deux jours, durée
20 minutes.

13. — Il est nécessaire de suspendre pendant deux
jours l'eau de la grande source, deux verres à la
source ferrugineuse, bains continués.

19. — Le malade a bon appétit, les forces sont
revenues en grande partie ; la somnolence a disparu,
la langue est normale, mais ses affaires l'obligent à
partir avant l'achèvement de son traitement.

C'est à dessein que dans ces observations nous
avons choisi des cas où l'embarras gastrique se com-
pliquait d'anémie, les sources ferrugineuses permet-
tant d'obéir à cette indication et d'arriver à un
double résultat.

CONSTIPATION.

La constipation est constituée par l'excrétion rare,
pénible et difficile des matières dures accumulées
dans le rectum. Elle peut être poussée à un degré
tel, que les accidents qui accompagnent d'ordinaire
l'étranglement herniaire ou l'invagination intestinale
se produisent ; mais nous n'avons point à nous occuper ici de ces cas particuliers, pas plus que de ceux
où l'obstacle est mécanique et causé, soit par un

bourrelet hémorrhoïdal ou une tumeur quelconque, soit par l'état de grossesse ou les déplacements de l'utérus.

La constipation est quelquefois compatible avec la santé ; nous voyons fréquemment des personnes dont l'état général reste satisfaisant, et qui pourtant ne vont à la selle que tous les quatre ou cinq jours, ou même une fois seulement par semaine.

C'est une grâce d'état à laquelle il ne faudrait peut-être pas trop se fier, mais ces cas sont en dehors de ceux que nous avons à examiner.

Ordinairement, la constipation s'accompagne de douleurs abdominales et lombaires ; la langue est saburrale, il y a des nausées, et si la constipation est ancienne, des vomissements.

La tête est lourde, quelquefois elle est le siége d'une céphalalgie frontale ; il existe des étourdissements, des vertiges, de la somnolence, il y a tendance à la congestion cérébrale.

Un sentiment pénible de pesanteur à l'anus pousse le malade à faire des efforts considérables pour aller à la selle ; le toucher anal ou vaginal permet de constater la présence de tumeurs stercorales bosselées qui forment l'obstacle ; si elles sont considérables, l'émission de l'urine peut être entravée.

Il arrive parfois un peu de diarrhée, causée par
l'irritation que provoquent sur la muqueuse intestinale les matières durcies, au travers desquelles les
mucosités se frayent un étroit passage; il va sans
dire que ces selles n'amènent aucun soulagement.

La première indication qui se présente, est celle
de purger, pour vider rapidement le rectum, mais
il ne faut pas oublier que dans ces cas l'action purgative ne constitue qu'un moyen palliatif, et que
c'est la cause même de la constipation qu'il faut
combattre.

Nous avons écarté les obstacles mécaniques, nous
restons donc, comme causes, en présence de celles
qui résultent d'un défaut de sécrétion des fluides
intestinaux, qui, normalement, doivent favoriser le
glissement des matières, et del'a tonie musculaire en
vertu de laquelle l'intestin ne se contracte pas d'une
façon suffisamment énergique.

Cette atonie sera d'autant plus considérable, que
la distension a été plus grande.

Lorsque l'état de constipation est habituel, comme
il arrive souvent que les matières sèches, dures et
volumineuses qui, après bien des efforts, sont ex-
pulsées, excorient douloureusement l'anus, le malade
redoute ce moment d'angoisse, et la contraction des

muscles abdominaux qui sont sous la dépendance de
sa volonté est instinctivement diminuée.

Il en résulte encore qu'il se présente moins souvent à la garde-robe, et que l'intestin perd peu à
peu l'habitude de se vider à des heures régulières.

Le commencement de l'affection ne reconnaît
quelquefois pas d'autres causes qu'une résistance
aux sollicitations d'aller à la selle. Cette cause existe
surtout chez les femmes, auxquelles les habitudes
sociales imposent trop souvent.

Les eaux de Châtel-Guyon étant purgatives, s'ap-
pliquent naturellement à cette affection, mais si, dès
le début du traitement, l'effet purgatif tardait à se produire, il ne serait pas logique d'augmenter outre mesure la quantité d'eau ; un excès de stimulation des
sécrétions instestinales aurait pour résultat une
réaction en sens contraire, et on arriverait à augmenter l'état pathologique qu'on a entrepris de combattre. En conséquence, l'évacuation des matières
contenues dans le rectum devra être obtenue avec
un nombre moyen de verres d'eau minérale ; on y
ajoutera, si besoin est, un peu de sulfate de magnésie, et surtout on essaiera d'expulser ces masses
stercorales à l'aide des douches ascendantes.

Il est ordinaire que ces moyens combinés amènnte

des selles abondantes, une débâcle, suivant l'expression consacrée.

Ce moment doit être surveillé; chacun sait que quand la débâcle se produit, le malade, au lieu d'être immédiatement soulagé, éprouve fréquemment un malaise très marqué et que la syncope peut être causée par cette évacuation brusque des matières qui remplissaient l'intestin.

Ce premier résultat obtenu, il ne faut pas abuser de l'action purgative ; l'eau devra être administrée en quantités telles, qu'elle ne produise sur la muqueuse que la stimulation nécessaire à la sécrétion folliculaire et aux contractions des plans musculeux.

On essaiera de tonifier le gros intestin par des bains et des douches à température plutôt fraîche que chaude ; le régime devra être moins azoté, et le malade devra surtout chercher à contracter l'habitude des garde-robes à heures fixes.

Ce résultat peut être obtenu avec de la persévérance et l'aide des adjuvants que nous avons déjà indiqués.

Les récidives sont assez fréquentes dans ce genre d'affection; le retour aux habitudes sédentaires et au régime primitivement suivi les amène quelquefois ; nous conseillons en général aux malades d'emporter de l'eau en bouteilles, afin de ne pas interrompre trop brusquement leur traitement.

Observation I.

M. X..., Paris, 44 ans, tempérament nervoso-sanguin, un peu bilieux. Constipation opiniâtre, s'accompagnant de pesanteur à la tête, somnolence, étourdissements, tendance à la congestion cérébrale. La langue est chargée, l'appétit presque nul, le teint jaunâtre.

22 mai. — Six verres d'eau le matin, qui amènent deux selles peu aboñdantes ; le soir, douche ascendante, d'où résulte l'évacuation de matières dures.

23. — Huit verres, selles peu abondantes, nouvelle douche ascendante le soir ; comme la précédente, elle provoque l'évacuation des fèces durcies.

24. — Sept verres. Le teint est moins jaune, il n'y a pas de gêne stomacale.

25. — Les selles sont plus nombreuses, mais comme pendant ces trois derniers jours le temps n'a pas permis de promenade après le déjeûner, il y a eu un peu de gêne stomacale, de la somnolence, des vertiges. Le soir, douche ascendante, nourriture légère.

26. — Mieux ; quatre verres d'eau, douche fraîche.

27. — Quatre verres, bain quotidien à eau courante, durée 20 minutes.

28. — L'amélioration est notable, la gaieté, l'appétit sont revenus ; les bains sont pris désormais dans la piscine.

2 juin. — Ce traitement a été continué jusqu'à ce jour.

Le malade part entièrement guéri.

Observation II.

Madame X..., 41 ans, mariée, a eu cinq enfants ; teint pâle, anémique, les règles avancent d'habitude ; pertes blanches, palpitations fréquentes, douleurs et courbature générales, pouls petit, appétit variable, constipation habituelle, flux hémorrhoïdal provoqué par l'expulsion des matières fécales durcies.

Le traitement est commencé le 24 juillet, de la façon suivante : deux verres à la grande Source, un verre à la Source ferrugineuse chaude, tous les deux jours, bains de piscine de 15 minutes.

26. — Pas de changement. Douche ascendante intermittente, qui amène l'évacuation de matières très

dures; mais l'eau n'est pas bien supportée; il est
nécessaire d'interrompre le traitement minéral pour
combattre les symptômes d'anémie qui prédominent.

13 août. — L'amélioration produite par le traitement tonique permet de reprendre l'usage des eaux
en usant des ménagements les plus grands.

Cette fois, elles sont bien supportées, ainsi que les
bains, et à la fin du mois la malade est entièrement
guérie.

ENGORGEMENT DU FOIE.

Les engorgements du foie peuvent être la suite
d'une hépatite aiguë, d'une affection dyspeptique,
de calculs biliaires, d'une maladie du cœur, de la
cachexie paludéenne. Nous n'entendons parler ici
que des engorgements qui ne reconnaissent pas
pour cause une affection organique, qui ne sont
accompagnés d'aucune altération ou dégénérescence
du tissu du foie, et qui sont caractérisés par l'augmentation de volume, les troubles dans la digestion,
l'anorexie, la teinte ictérique plus ou moins pro-
noncée et plus ou moins étendue, la gêne et un
sentiment de pesanteur dans l'hypochondre.

Cette affection, lorsque nous avons eu l'occasion

5

de l'observer dans l'Inde ou d'autre pays chauds, était tantôt primitive, tantôt consécutive à la dyssenterie ou aux fièvres intermittentes paludéennes.

Elle offre ceci de remarquable que, continue tant que le malade habite les pays à température élevée où elle a été engendrée, elle revêt souvent, si elle persiste après le retour à des latitudes tempérées, un caractère véritablement intermittent.

Le foie, qui sous le rapport du volume et des secrétions se maintient à l'état normal pendant la saison d'hiver, se trouve modifié quand reviennent les chaleurs ; sous cette influence, il augmente de volume et déborde les fausses côtes ; il survient alors ordinairement des flux de bile se répétant plusieurs fois par jour, ne s'accompagnant point de coliques, mais d'un véritable dégoût pour les aliments, et d'un état de pesanteur et de gêne dans l'hypochondre.

Nous pensons bien que cet état congestif, en se répétant peut amener à la longue une lésion organique du foie ; néanmoins nous avons la preuve qu'il peut se répéter pendant bien des années, sans qu'il en résulte rien de semblable.

La méthode résolutive est celle qu'il convient

d'employer dans le traitement de cette maladie, mais il est bon d'obtenir l'effet purgatif au début.

Les douches et les bains devront être simultanément employés. Les douches ascendantes, qui sont incontestablement utiles, ne conviennent pas toujours aux malades, et leur suppression n'est point un obstacle au succès.

Une cure, pour être réellement efficace dans ce genre de maladie, ne doit point être brusquée ; il faut agir doucement et pendant longtemps. Il est bon quelquefois, quand la température a permis de faire une première saison, en juin par exemple, d'en faire une seconde en août ou septembre.

Dans tous les cas, malgré l'amélioration la plus grande, nous conseillerons aux malades de faire usage des eaux pendant deux ou trois années, afin de se mettre à l'abri de toute récidive.

L'observation qui va suivre a été recueillie par nous dans des conditions toutes particulières, qui nous permettent de garantir de la façon la plus absolue la marche de la maladie et les symptômes éprouvés, depuis le début jusqu'à la fin.

Observation I.

M. X..., 39 ans tempérament nervoso-sanguin, a navigué pendant plusieurs années dans les pays chauds : Sénégal, Guyane, Antilles, mers de l'Indo-Chine, a été atteint de dyssenterie au Sénégal, de fièvre jaune aux Antilles, de dyssenterie en Chine, de fièvre paludéenne en Cochinchine.

Pendant son séjour dans ces dernières contrées, le foie a été le siège d'un engorgement manifeste ; le malade était à la même époque convalescent de dyssenterie et sous l'influence de l'intoxication paludéenne. Il lui fallait, en outre, au moment ou ces premiers symptômes se sont déclarés, subir les fatigues d'une navigation pénible et les préoccupations d'une lourde responsabilité médicale.

Cet engorgement était accompagné d'une hyper-sécrétion de bile, survenant plusieurs fois par jour, sans coliques, mais augmentant la faiblesse déjà grande du sujet.

Lorsque les péripéties de la campagne amenaient le navire dans le nord de la Chine, pendant la saison froide, il y avait une amélioration rapide qui disparaissait aussitôt qu'il fallait revenir sous les latitudes équatoriales.

A l'arrivée en France, en juillet 1862, l'engorgement et les accidents qui l'accompagnaient, commencèrent à disparaître ; la santé était satisfaisante pendant l'hiver, mais au retour des chaleurs, les symptômes se sont reproduits absolument les mêmes, et depuis dix ans il en était invariablement ainsi.

C'est dans ces conditions que le malade demande aux eaux de Châtel-Guyon une guérison ou tout au moins un soulagement depuis si longtemps désiré.

A cette époque, la langue est saburrale, il y a des borborygmes, les digestions sont très lentes et l'absence d'appétit va jusqu'au dégoût des aliments.

23 mai. — 5 verres d'eau ; selles bilieuses après le deuxième verre ; 3 autres dans la journée, sans coliques.

24 mai. — 4 verres. Selles après le deuxième, 3 autres dans la journée ; le dégoût de la nourriture est moins grand.

25 mai. — 4 verres, même résultat ; l'appétit se réveille, les borborygmes habituels ont en partie disparu.

26-27 mai. — Même traitement. Le temps pluvieux n'avait pas encore permis les bains qui sont pris à eau courante.

28 mai. — 3 verres seulement.

A partir de cette époque, ce chiffre n'a pas été dépassé et n'a souvent été que de deux. Il y a eu tous les jours une ou deux selles, n'ayant plus aucun rapport avec les flux bilieux.

Un peu de fièvre thermale s'est manifestée ; il a suffi de suspendre pendant un jour l'usage des eaux pour la voir se dissiper.

Au 23 juin, tous les symptômes fâcheux ont disparu, sauf un peu de gonflement du foie; l'appétit, sans être très vif, est satisfaisant.

A la fin de la saison, le malade fait un nouveau traitement de 15 jours. Le foie a repris son volume normal, la santé est parfaite et au moment où ces lignes sont écrites, mars 1873, les symptômes d'engorgement n'ont point reparu ; il est à présumer qu'un nouveau traitement préviendra les récidives.

Observation II.

M. X..., 40 ans. — Ce malade, depuis la guerre de France, et à la suite de grandes fatigues physiques et morales, a commencé à souffrir. — Le tempérament est bilieux et lymphatique, il y a un

commencement d'obésité. — Gêne dans l'hypochondre droit. — L'exploration de cette région ne
fait pas constater d'augmentation de volume du
foie.

Les digestions sont lentes et pénibles ; alternatives de constipation et de diarrhée, langue épaisse,
saburrale, bouche amère, pas d'appétit, teint ictérique, pesanteur à la tête, quelques vertiges.

19 juin. — 6 verres d'eau ; bain à 35°, durée
25 minutes et pédiluves à 40°, durée 20 minutes.
en alternant chaque jour.

Ce traitement est continué sans modification
jusqu'au 1er juillet ; à cette époque, l'amélioration
est sensible, l'appétit excellent ; le malade a 2 ou 3
selles par jour.

2 juillet. — Il y a eu un peu de gêne stomacale
et pas de selles. — Douche ascendante, à la suite
de laquelle le malade se trouve bien ; le nombre
de verres est réduit à 4.

15 juillet. — Le mieux est complet ; le malade
part dans les conditions les plus favorables.

CALCULS BILIAIRES.

Cette affection consiste en la présence dans la vésicule biliaire ou les conduits, de calculs dont le volume est extrêmement variable ; tantôt ce ne sont que des graviers, et la maladie est dite alors gravelle hépatique, tantôt ils atteignent une dimension considérable.

Variables dans leur nombre et dans leur forme, ils le sont également dans leur composition.

Ils sont généralement constitués par de la cholestérine mélangée de matière colorante, concrétée autour d'un noyau qui est, ou du mucus, ou un caillot sanguin, ou un corps étranger.—On y trouve aussi des phosphates et des carbonates calcaires.

Tant qu'ils sont contenus dans la vésicule biliaire, leur présence peut ne pas se manifester par des accidents, et peut, au contraire, coïncider avec un état de santé satisfaisant ; il n'en est plus de même lorsqu'ils s'engagent dans les conduits biliaires, et qu'éclatent les douleurs atroces de la colique hépatique, comparables seulement à celles de l'héphatalgie.

Nous n'entreprendrons pas de faire la description de ces accidents si connus, nous rappellerons seulement que les coliques hépatiques existent, ou avec un état d'acuité qui ne les rend pas justiciables du traitement thermal, ou bien qu'elles revêtent primitivement ou consécutivement une véritable forme chronique.

Dans ce dernier cas, les malades éprouvent à l'hypocondre une douleur sourde, permanente ; l'expulsion des calculs a lieu de temps à autre ; mais la douleur que réveille leur passage, n'est pas aussi violente que dans les autres cas.

Les malades ont des digestions lentes et difficiles, la langue est chargée, il y a peu ou pas d'appétit, l'urine est trouble, chargée et foncée à ce point de ressembler quelquefois à du café.

Les selles sont décolorées.

Deux modes de traitement sont opposés à cette maladie :

L'un est palliatif, soit qu'il consiste à favoriser, au moment des coliques hépathiques, l'expulsion des calculs, soit qu'il ait pour but de diminuer l'intensité de la douleur.

L'autre tend à prévenir le retour des accidents, en empêchant la formation de concrétions nouvelles ; et c'est surtout sur l'usage des eaux minérales qu'il se base.

Les bicarbonatés sodiques jouissent de la réputation d'être en quelque sorte spécifiques; et pourtant de très-beaux résultats ont été également obtenus avec les chlorurées sodiques, à Niederbronn, notamment.

Comment agissent les eaux? Est-ce en dissolvant les principes qui constituent les calculs? Est-ce en changeant la nature de la bile, directement par l'absorption des sels qu'elles contiennent et qui agiraient chimiquement? Est-ce que, modifiant les conditions de la vie des organes de digestion et des appareils de secrétion, elles sont cause qu'une bile normale est secrétée laquelle ne se trouve plus dans les conditions d'altération qui favorisaient la formation des calculs?

Nous n'avons pas la prétention de résoudre cette question; ce qu'il y a de certain, c'est que des eaux de la nature de celles de Chatel-Guyon, douées en outre de la propriété purgative, se trouvent dans les conditions requises, et pour favoriser l'expulsion des calculs engagés dans les voies biliaires, et pour s'opposer à ce qu'il s'en forme de nouveau.

Le traitement est dirigé d'après la méthode résolutives : les bains sont pris assez prolongés, les douches sont généralement proscrites, et cependant il nous est arrivé souvent de faire donner des douches en pluie, peu énergiques il est vrai, sans avoir jamais vu survenir d'accidents ; tout au contraire, les malades s'en sont ordinairement bien trouvés.

Il est nécessaire d'agir avec prudence dans la crainte de réveiller des crises ; il est presque superflu d'ajouter que le traitement thermal devrait être immédiatement interrompu s'il s'en déclarait une, ou si même elle se faisait pressentir.

Dans cette affection encore, il est nécessaire pour arriver à un résultat sérieux et durable, de prolonger l'usage des eaux assez longtemps, d'y revenir plusieurs années de suite, et, dans l'intervalle, de les employer en bouteilles.

Le régime doit être plutôt herbacé qu'azoté.

Observation I.

M. X..., 39 ans, atteint depuis un an, d'ictère symptomatique de calculs biliaires, — a eu plusieurs accès de coliques hépatiques, et se présente à la consultation dans les conditions suivantes :

Teint profondément ictérique, langue épaisse, saburrale; région du foie un peu douloureuse et empâtée ; les urines sont colorées fortement, et leur nuance peut être comparée à celle du café. Les selles sont complètement décolorées; pas d'appétit.

Le malade se plaint d'une faiblesse excessive et de crampes dans la jambe gauche.

Il est soumis au traitement suivant :

1er Juin. — 3 verres d'eau, bain à 35°, durée 20 minutes. Douche en pluie (10 minutes) sur la région du foie et la jambe gauche.

3. — L'eau est bien supportée, le nombre de verres est élevé à 4, puis à 5 et enfin à 6. Les bains et les douches sont continués.

6. — Une amélioration notable s'est manifestée, le teint est bien moins jaune, les urines moins foncées, les selles commencent à se colorer, l'appétit est meilleur.

7. — Il y a eu 6 selles dans les vingt-quatre heures ; le nombre des verres est réduit à 4.

11. Nous ne pouvons que constater une amélioration progressive des plus manifestes.

13. — Le malade, pour se conformer à l'ordonnance de son médecin, qui l'avait engagé à terminer à Vichy, le traitement commencé à Châtel-Guyon, part pour cette station thermale. Il est évident pour nous comme pour le malade, que la continuation du séjour à Chatel-Guyon eût amené une guérison déjà à peu près complète ; mais comme il en sera de même à Vichy, nous préférons le voir suivre les conseils du médecin qui l'a envoyé.

Observation II.

Mme X..., trente-six ans environ. Apparence anémique, quoique le teint soit un peu coloré. Les souffrances datent de six ans ; elles ont succédé à une
affection, suite de couches, sur la nature de laquelle
la malade ne nous donne que des renseignements
vagues. — L'exploration de la région du foie ne
fait constater ni tumeur ni gonflement. — Douleur
sourde, s'irradiant vers l'épaule droite et même du
côté de la rate. Il survient de temps à autre des
crises violentes et longues, accompagnées d'ictère, de
nausées, de vomissements, d'une coloration pronon-
cée des urines, et de constipation, laquelle existe du
reste même en dehors des crises.

Celles-ci sont accompagnées assez ordinairement
de palpitations et de spasmes ; la dernière date de
trois semaines.

Les mois sont réguliers, mais les menstrues parfois
très-abondantes, sont un peu douloureuses.

Malgré ces souffrances, l'appétit est bon.

28 Juillet. — 3 verres à la grande source, 1 verre
à la source ferrugineuse chaude, bain à 35°, durée
vingt-cinq minutes.

1er Août. — Le nombre des verres a été successivement porté à 6. Effet purgatif, trois selles environ. Les bains de baignoire ont été remplacés par des bains de piscine que préfère la malade.

2. — La région du foie est de nouveau explorée attentivement; elle est un peu douloureuse à la pression, mais il n'y a ni tumeur ni augmentation de volume. — Même traitement.

18. — Les règles sont survenues avec une extrême violence, s'accompagnant de douleurs dans les lombes; suspension du traitement, potion d'ergotine.

20. — Mieux sensible, continuation du traitement. A la fin du mois, la malade part dans d'excellentes conditions.

Observation III.

Mme X..., cinquante-neuf ans, tempérament bilieux, maigre, sec, a eu au mois de mai des crises extrêmement douloureuses avec vomissement; urines foncées tachant le linge en jaune verdâtre, décoloration des selles, teinte sub-ictérique des sclérotiques, un peu de constipation.

A l'arrivée du malade, les mêmes symptômes existent, mais à un moindre degré.

26 Juin. — Trois verres d'eau, bain de vingt minutes tous les deux jours, avec douche en pluie de dix minutes sur la région du foie.

29. — Le nombre des verres a été élevé à 5. — Il y a une légère amélioration.

3 juillet. — A la suite d'une douche ascendante prise sans prescription, il y a eu une syncope ; cet accident au reste ne laisse pas de suites fâcheuses.

Le traitement est continué pendant quelques jours encore, et le malade, malgré un séjour trop court et dont la brièveté lui est imposée pour ses affaires, part dans un état de santé très-satisfaisant.

SCROFULE. — LYMPHATISME.

Nous ne séparons pas la scrofule du lymphatisme, parce que l'exagération du tempérament lymphatique prédispose à la diathèse scrofuleuse, et que le même traitement hygiénique et hydro-thermal est indiqué dans les deux cas.

La scrofule peut être considérée comme une affection chronique se manifestant par des altérations qui intéressent les tissus glanduleux, la peau, les muqueuses, les os, etc...

Soit que ces altérations se succèdent suivant la

gravité et la durée de la maladie. soit que plusieurs
d'entre elles se manifestent en même temps, soit enfin que les accidents revêtent un caractère d'acuité
ou de chronicité, les eaux minérales ont été de tout
temps indiquées pour combattre cette grave affection.

En première ligne, se trouvent les chlorurées sodiques, puis les sulfurées, puis les eaux mixtes, qui
sont à la fois chlorurées et sulfurées, puis les ferrugineuses.

En entreprenant un traitement minéral pour combattre la scrofule, on attend de l'usage des eaux une
double action : celle qui résultera de leurs propriétés
excitantes agissant sur tout l'organisme, et celle qui
sera due à leur composition intime.

Le choix de telle ou telle source sera déterminé
principalement par le genre des lésions et leur degré
d'acuité ou de chronicité ; il en est, comme les sulfurées qui, évidemment efficaces dans les cas où la
diathèse se manifeste seulement sur les téguments
internes ou externes, doivent céder le pas aux chlorurées quand la maladie fait des progrès.

Les sources de Châtel-Guyon, par la proportion de
fer qu'elles contiennent, sont aptes à remplir encore
une des indications qui se présentent dans les scro-

fûles, lorsque l'anémie l'accompagne ou en est la
conséquence.

De ce que nous venons de dire, il découle que les
méthodes à suivre dans le traitement, seront les méthodes résolutive et tonique.

L'eau sera prise en boisson, et en bains, dont la
température et la durée varieront suivant les cas.

Les conditions hygiéniques les plus favorables se
trouvent réunies à Châtel-Guyon, l'air vif et pur des
montagnes devant aider au succès.

Il est à peine utile d'ajouter qu'il n'y aura lieu d'espérer un résultat favorable qu'en prolongeant le
traitement.

Dans une affection comme celle qui nous occupe,
non seulement une courte saison serait insignifiante;
mais il est nécessaire de recommencer la cure plusieurs années de suite.

Observation I.

Mlle X..., 24 ans, présente les caractères extérieurs
d'un tempérament lymphatique prononcé ; il y a engorgement de ganglions cervicaux et sous maxillaires.
Il existe en outre au niveau du sterno-mastoïdien une
induration de la peau et du tissu cellulaire sous-

cutané, état saburral des premières voies, constipation, suppression des règles.

Au moment où nous sommes appelés à visiter la
malade, 26 mai, il y a de la fièvre augmentant pendant la nuit. Le traitement thermal est en conséquence retardé, et les accidents actuels combattus par
les moyens ordinaires. C'est l'eau minérale pourtant
que nous employons comme purgatif à la dose de
deux verres auxquels nous ajoutons du sulfate de
magnésie.

7 juin. — L'état général est meilleur, la fièvre a
disparu, et la cure thermale commence par deux
verres seulement. — Pas de bains encore.

16. — Le nombre des verres a été successivement
élevé à quatre par jour. Bains à 35°, tous les deux
jours ; les règles ont reparu ; l'engorgement ganglion-
naire reste stationnaire, il y a quelques douleurs névralgiques. Le traitement est prolongé avec peu de
modifications jusqu'à la fin de juillet ; à cette époque
l'amélioration est telle, qu'on pourrait croire à une
guérison définitive, s'il ne restait encore un peu d'en-
duration à la région cervicale. Les règles sont revenues normalement, la constipation a disparu, l'appétit est bon, la malade recommencera une nouvelle
cure l'année prochaine.

Observation II.

Mlle X...., 8 ans, présente tous les caractères de la constitution scrofuleuse compliquée d'anémie ; peau fine et blanche, engorgement des ganglions cervicaux, membres grêles, articulations relativement volumineuses, digestion lente, appétit capricieux.

Il n'y a encore aucune manifestation grave de la diathèse scrofuleuse ; mais il est évident que cette enfant y est fatalement destinée.

28 juillet, — Le traitement consiste en un verre de la grande source le matin, un verre à la source ferrugineuse chaude, le soir.

Tous les deux jours, un bain de piscine.

Au bout d'un mois, les résultats les plus favorables ont été obtenus ; la santé paraît parfaite, la force est revenue, nous recommandons une nouvelle cure l'année prochaine.

OBÉSITÉ.

Elle est générale ou locale ; dans ce dernier cas, peut-elle être considérée comme une maladie ? Il est assez fréquent de voir chez l'homme ou chez la femme, vers l'âge de trente-cinq à quarante ans, une accumulation de graisse se faire dans les parois de l'abdomen et l'épiploon; mais cet état compatible avec une santé parfaite n'occasionne que la gêne qu'éprouve la flexion du tronc en avant.

Quand elle est générale, elle ne devient fâcheuse et même dangereuse, qu'arrivée à un certain degré.

Quoiqu'elle soit l'apanage de l'âge mûr, on en a néanmoins constaté des cas chez de tous jeunes enfants; il est vrai que chez eux elle n'a point été définitive, et Raige-Delorme cite le cas d'un enfant de douze à quinze mois, qui, atteint à cet âge d'une obésité énorme amenant une gêne inquiétante de la respiration, est revenu plus tard à un volume normal.

Bien qu'il soit évident que l'obésité tient souvent à une prédisposition héréditaire, elle reconnaît ordinairement pour cause un régime trop riche en principes hydro-carbonés, auquel viennent se joindre une vie trop sédentaire, le défaut d'exercice, le séjour dans des climats humides, etc...

Elle résulte en somme d'un défaut d'équilibre entre les matériaux acquis et ceux qui sont dépensés; les fonctions d'élimination ne sont point en rapport avec l'énergie de l'absorption.

Ainsi que nous le disions plus haut, tant qu'elle ne dépasse pas un certain degré. elle est compatible avec la santé ; mais lorsqu'elle est considérable, la circulation se trouve gênée, il y a prédisposition aux congestions des viscères, à l'apoplexie cérébrale, aux affections cardiaques.

Les fonctions de relation sont d'autant plus diminuées, que la masse à mouvoir augmente, sans qu'il en soit de même de l'énergie musculaire, bien au contraire. La difficulté des mouvements provoque l'apathie physique ; l'appétit qui, dans quelques cas pourtant, n'est pas très-vif, est ordinairement vorace, et le malade, emprisonné dans son embonpoint, renfermé dans un cercle vicieux, puisqu'il lui faudrait de l'exercice pour maigrir, et de la maigreur pour prendre de l'exercice, est obligé de se résigner à la plus triste existence que peut terminer subitement un des accidents dont nous avons parlé.

Les eaux susceptibles, comme celles de Châtel-Guyon, de provoquer les évacuations et les sécrétions, étaient naturellement indiquées, et combattent, en effet, efficacement l'obésité.

Mais ici, ce qui est rigoureusement vrai en théorie, ne l'est pas aussi complètement en pratique ; il ne faut point oublier que le malade doit lutter contre deux adversaires : son appétit, que l'usage des eaux surexcite encore, et la répugnance à se mouvoir.

Une certaine force de volonté doit donc venir en aide au traitement, qui sera appliqué suivant la méthode purgative.

Les bains, à la température de 35 à 40° réveilleront les fonctions cutanées et la diaphorèse ; il faudra pourtant en user avec précaution, quand il y aura lieu de redouter les congestions cérébrales.

Les douches pourront également être utiles.

Mais tous ces moyens échoueront, si le malade ne surveille pas son appétit et son régime qui devra être peu abondant en aliments respiratoires et amylacés, et devra être plutôt herbacé.

L'exercice à pied est nécessaire ; le malade s'efforcera de vaincre son apathie et la tendance au sommeil qui suit ordinairement le repas.

Si ces différents moyens sont employés avec persévérance pendant vingt ou trente jours, on peut espérer une notable amélioration. La sévérité du régime ne devra pas se relâcher après la saison thermale, et cette dernière devra être renouvelée pendant deux ou trois années de suite, suivant les cas et les résultats obtenus.

Observation I.

Mme X..., 22 ou 23 ans, mariée, stature élevée, teint coloré, non réglée, est atteinte d'un embonpoint considérable et disproportionné avec sa taille qui est pourtant de beaucoup au-dessus de la moyenne. Appétit vif; elle est envoyée aux eaux pour maigrir.

6 juillet. — Le traitement purgatif est institué suivant les règles ordinaires.

12. — Le nombre de verres a été successivement élevé à six par jour, et provoque quotidiennement de quatre à cinq selles. — Bain à 35 et 40°. Douches vaginales, pas de fatigue.

21. — Il y a eu un peu de fatigue, le traitement est suspendu pendant deux jours.

24. — Le traitement a été repris, le nombre des verres étant réduit à quatre, la malade a suivi le régime prescrit autant qu'a pu le permettre un appétit des plus énergiques.

A la fin du mois, un résultat satisfaisant a été obtenu : il y a une déplétion générale ; la face est pâlie, l'embonpoint a un peu diminué, la démarche, primitivement très-gênée, est devenue plus facile, mais les règles n'ont point paru. C'est dans ces conditions que part la malade, pour revenir l'année prochaine.

GRAVELLE.

Des propriétés diurétiques et de la composition des eaux de Châtel-Guyon, il résulte qu'on a pu traiter avec quelque succès, à cette station thermale, des cas de gravelle, justiciables des bicarbonatées sodiques, dans les cas surtout où les douleurs rénales et l'existence simultanée d'un catarrhe vésical contreindiquaient des eaux trop fortement minéralisées.

Nous n'avons point à entreprendre ici une dissertation sur l'action chimique qu'on a cherché à attribuer aux eaux minérales comme dissolvant les calculs, à établir une distinction entre cette propriété vraie ou fausse, et l'action vitale, en vertu de laquelle les graviers seraient éliminés, et la sécrétion rénale ramenée à des conditions telles, qu'il ne pût s'en former de nouveaux.

C'est un point de la science qui est loin d'être élucidé, et nous devons nous borner à constater purement et simplement les faits, en en déduisant les conséquences pratiques.

Les eaux de Châtel-Guyon, comme nous l'avons dit, peuvent être utilement appliquées dans cette affection, en boisson, en bains et en douches.

Il s'est présenté peu de cas à notre observation personnelle ; mais nous devons tenir compte de l'expérience de l'honorable médecin inspecteur qui nous a précédé : pour lui, les effets du traitement ont été constamment de favoriser l'élimination des graviers et d'éclaircir l'urine.

Chez les malades que nous avons traités, la gravelle s'accompagnait de catarrhe vésical ; nous nous bornerons à citer les deux observations qui vont suivre.

Observation I.

M. X..., 43 ans, tempérament vigoureux, nervoso-sanguin, éprouve depuis 1870, notamment au mois d'août, des douleurs dans le bas-ventre, autour de la ceinture, et principalement au niveau de la région reinale. Les urines se troublent et se chargent de mucus.

19 juin. — Quatre verres d'eau, bains à 35°, douches en pluie sur les lombes. — Le soulagement commence dès le troisième jour.

Le 25, le malade déclare ne plus ressentir la moindre douleur. A cette époque, l'examen attentif de l'urine ne nous a fait constater la présence d'aucuns graviers, élle est claire et parfaitement limpide, l'appétit est excellent, les selles régulières.

Le 26. — Apparition de quelques graviers, le nombre des verres est élevé à six.

27. — Les graviers ont à peu près disparu; le malade n'accuse aucune douleur.

29. — A la suite d'une course fatigante, les urines sont redevenues troubles, il y a de la douleur au bas ventre.

1er juillet. — Mieux.

2. — Départ daus l'état le plus satisfaisant; toute douleur a cessé.

Septembre, — Le malade revient faire une courte saison; l'état général est bon, mais le mucus et les graviers existent encore en petite quantité dans les urines. Au bout de quinze jours de traitement, ces accidents ont encore disparu.

Observation II.

M. X..., 54 ans, Paris. Tempérament lymphatique. atteint d'un eczema chronique siégeant au scrotum et aux cuisses ; cette affection date de vingt-cinq ans.

Il y a quatre ans, il est survenu une hématurie

coïncidant avec la suppression brusque d'hémorrhoïdes fluctuantes; le traitement a consisté en cap-
sules de thérébentine, tisanes rafraîchissantes, sans
résultat favorable.

C'est alors que, pour la première fois, le malade
chez lequel les graviers ne s'étaient pas encore mani-
festés, vint à Châtel-Guyon. — Il y trouva une amélioration rapide, persistant six ou sept mois après la
saison. Dans l'intervalle, sur le conseil de M. Ricord,
il fit usage de bains de siége froids et de tisane
d'uva-ursi, d'où résulta un soulagement marqué.

10 juin. — Lorsqu'il se présente à notre observation, il revient aux eaux pour la quatrième fois. L'u-
rine est trouble et sédimenteuse; peu de douleurs,
sensation de faiblesse au périnée. La mixtion s'opère
fréquemment et d'une façon intermittente; il y a au
début une sensation d'échauffement. La dernière
hématurie date de deux mois.

Six verres, bains, douches en pluie.

11. — Les urines sont troubles et contiennent le
matin du mucus sanguinolent; elles deviennent plus
limpides dans la journée, l'appétit est excellent, les
digestions se font bien. Même traitement.

25-27. — Le malade élimine une grande quantité
de graviers; il y a un peu de souffrance, et leur

passage augmente la quantité du mucus sanguinolent. Les douches sont supprimées.

28. — Le malade a fait imprudemment une assez longue course; une syncope survient après l'ingestion de trois verres d'eau. Le matin, il y avait eu douleur et difficulté d'uriner.

29. — Il survient un gonflement du testicule gauche.

30. — Il y a de la fièvre qui persiste jusqu'au 2 juillet. A partir de cette époque, le traitement thermal a dû être cessé. Les urines sont toujours très-troubles et contiennent des graviers.

Le cathétérisme permet de constater un gonflement du canal au niveau de la prostate; des injections d'eau de goudron sont faites assez souvent dans la vessie, avec une sonde à double courant.

Le mieux commence à se manifester vers le 5 juillet; les accidents aigus de la vessie disparaissent, il y a encore des graviers, mais en petite quantité. Le 23, départ.

En résumé, l'eau minérale, chez ce malade atteint d'affection chronique de la vessie, a déterminé une élimination de graviers telle, que nous attribuons les accidents aigus qui se sont développppés et ont forcé d'interrompre le traitement à l'action mécanique de leur passage sur une muqueuse enflammée et probablement ulcérée.

Nous ne pouvons les attribuer à l'excitation thermale, puisque d'une part, il y avait très peu de jours que le malade y était soumis, que pendant trois années déjà, il l'avait subi sans aucun inconvénient, et qu'enfin leur apparition a coïncidé avec celle des graviers en quantité considérable. Sans les lésions vésicales, le malade eut bénéficié d'une façon complète de l'élimination amenée par les eaux.

ENGORGEMENT DE L'UTÉRUS.

Les engorgements utérins simples, qu'ils soient idiopathiques ou qu'ils résultent d'une métrite ou de couches répétées, trouvent dans les eaux chlorurées sodiques un puissant moyen de résolution.

Il est important de s'assurer par le toucher et le speculum qu'ils ne dépendent pas d'une affection squirrheuse, auquel cas, les eaux minérales seraient formellement contre-indiquées.

Il est nécessaire en outre, de prendre en considération l'état général de la malade, l'engorgement utérin n'étant souvent qu'une manifestation dont il faut combattre la cause, et impliquant selon les cas les méthodes purgative, résolutive ou tonique, la plupart du temps l'emploi successif des unes et des autres.

Dans la plupart des observations que nous avons été à même de recueillir, l'engorgement reconnaissait comme cause ou complication la chlorose, l'anémie, la leucorrhée, maladies qui seront l'objet d'une étude à part.

Souvent aussi, nous l'avons vu accompagné d'érosions siégeant au pourtour du museau de tanche et se prolongeant parfois dans l'intérieur du col. Si cette complication n'existe pas, le traitement thermal peut suffire; dans le cas contraire, il n'y aura lieu de le commencer et de compter sur son efficacité qu'après avoir remédié à cet état de choses par des cautérisations avec l'acide chromique ou le nitrate d'argent.

Les douches vaginales, souvent utiles, doivent être employées avec circonspection, dans la crainte de réveiller des accidents aigus.

Observation I.

Mᵐᵉ X..., mariée, jeune, apparence de la santé la plus florissante, est atteinte depuis plusieurs années de pertes blanches avec douleurs dans les lombes, sentiment de pesanteur et fatigue excessive par la marche ou même la station verticale.

Le speculum nous révèle l'existence d'un engorgement considérable de l'utérus, avec érosions et ulcérations au pourtour et à l'intérieur du col.

Le traitement est d'abord purement chirurgical; les ulcérations sont cautérisées à plusieurs reprises par l'acide chromique et ensuite par le nitrate d'argent. En même temps, il est fait usage de tampons glycérinés, suivant la méthode de Sims.

Les tampons sont enlevés douze heures après leur application qui provoque chaque fois un écoulement de liquide clair, sans odeur et abondant.

Au bout de quelques semaines, la malade qui déjà éprouve de l'amélioration, est soumise au traitement thermal; ce dernier est suivi selon la méthode purgative au début, résolutive ensuite. En résumé, au mois de septembre, les ulcérations utérines ont complètement disparu ainsi que l'engorgement. Non-seulement les douleurs lombaires ont cessé, mais la malade peut faire sans souffrance et sans inconvénient, de très-longues courses à pied.

Il reste encore de la leucorrhée, mais elle est moins abondante; il est hors de doute maintenant, qu'en renouvelant les mêmes moyens, la guérison deviendra parfaite et définitive.

LEUCORRHÉE, DYSMÉNORRHÉE, AMÉNORRHÉE.

Nous ne mentionnons ces différentes affections que pour mémoire ; la plupart sont sous la dépendance d'une de celles que nous avons décrites ou dont il nous reste à parler, de la chlorose et de l'anémie principalement.

Nous ne pouvons donc établir à leur égard de règles fixes ; mais les affections qui leur donnent naissance étant de celles auxquelles les eaux de Châtel-Guyon remédient le plus efficacement, nous aurons établi, en parlant de ces dernières, la confiance qu'on peut accorder au traitement thermal pour voir cesser un état pathologique aussi fâcheux.

STÉRILITÉ.

Nous disions plus haut que les maladies dont nous venons de parler étaient généralement dépendantes d'un état général : scrofule, chlorose, anémie, etc. La stérilité, qui est amenée par tant de causes diverses, plus ou moins éloignées, reconnaît souvent comme cause immédiate, l'inertie utérine, la dysménorrhée, la leucorrhée, l'aménorrhée, sans compter les altérations utérines qui ne sont plus du ressort de la médecine thermale. Il en résulte que toutes les eaux minérales ont à enregistrer des succès, et que toutes peuvent invoquer un mode quelconque de curabilité.

Les eaux de Châtel-Guyon à cet égard, ne sont pas plus spéciales que les autres; elles ne se recommandent que par leur aptitude à combattre les causes les plus ordinaires, et aussi par les conditions hygiéniques dans lesquelles se trouvent placés les malades qui fréquentent cette station, conditions qui ne sont point à dédaigner, puisque des cas de stérilité, qu'aucune cause apparente ne justifiait, ont pu cesser par le fait seul d'un changement de climat, en dehors de tout autre moyen curatif.

CHLOROSE. — ANÉMIE.

Si nous réunissons dans le même chapitre la chlorose et l'anémie, que quelques auteurs ont considérées comme des affections distinctes, c'est que nous partageons l'opinion de ceux qui voient dans ces deux états pathologiques une telle similitude de symptômes, que les accidents particuliers se montrant chez la femme,

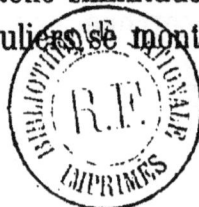

7

lesquels tiennent à l'importance considérable des fonctions de l'utérus, peuvent seuls les différencier.

La chlorose s'accompagne souvent en effet, mais pas toujours, de troubles divers de la menstruation : aménorrhée, dysménorrhée, parfois métrorhagie ; enfin elle peut exister alors que les règles sont régulières, seulement, dans ce cas, le sang est d'autant plus pauvre, que son écoulement est plus abondant.

Quant aux symptômes généraux : décoloration de la peau et des muqueuses, faiblesse, palpitations, essoufflement, bruit de souffle ou bruit métallique au cœur et dans les carotides, manque d'appétit ou goûts bizarres et parfois dépravés, tristesse, lassitude, courbature, douleurs névralgiques, ils sont communs à l'une et à l'autre de ces affections.

Dans l'une comme dans l'autre, on constate une diminution des globules sanguins, et par conséquent du fer ; dans l'une comme dans l'autre, la médication qui a pour but l'introduction de ce principe dans le sang, amène au bout d'un temps plus ou moins long la cessation des accidents, et un changement favorable dans l'état général.

Nous n'entrerons point de nouveau dans les considérations brièvement développées au sujet de la méthode tonique. Nous rappellerons seulement que le fer dans ces cas, n'agirait pas seulement par le fait de son introduction dans l'économie, puisqu'on a pu obtenir des effets identiques par le manganèse, mais aussi comme modificateur de l'action vitale, qui, ramenée à des conditions différentes, plus énergiques et plus normales, permettrait la reconstitution de l'organisme, en en stimulant toutes les fonctions.

Les eaux minérales qui arrivent à ce résultat, doivent donc combattre l'anémie et la chlorose ; elles le feront d'autant plus efficacement, qu'elles contiendront une certaine quantité de fer ; telles sont les eaux de Châtel-Guyon.

Leur emploi doit être, d'une façon générale, dirigé suivant la méthode tonique ; pourtant, selon les cas, il sera bon de débuter parfois, par un effet laxatif, pour avoir raison d'une constipation gênante ou d'un état saburral ; dans d'autres il faudra éviter une excitation minérale trop forte, eu égard aux accidents nerveux que l'on peut redouter.

Le traitement sera dirigé, non-seulement d'après la constitution de chaque malade, mais aussi suivant les phases observées pendant sa durée.

C'est aux sources les plus ferrugineuses que nous avons ordinairement recours ; l'eau est prescrite à petite dose; les bains de piscine, à eau courante ou acidulés et les douches concourrent à la réussite.

Il est presque banal de mentionner l'importance qu'acquièrent dans ces affections, le régime et les moyens hygiéniques : promenades, distractions, etc.

Observation I.

Mlle X..., 17 ans, Paris, offre tous les symptômes de la chloro-anémie ; teint pâle et mat, langueur générale, palpitations, pas d'appétit ; réglée, mais écoulement peu abondant.

5 juillet. — 2 verres aux sources ferrugineuses, un le matin, l'autre le soir. — Tous les deux jours, bain de piscine.

Le traitement est continué sans modification jusqu'au 30 ; au bout de peu de jours, l'appétit était revenu, et au moment du départ, la jeune malade a toutes les apparences et les réalités d'une santé parfaite.

Observation II.

Mlle X..., 18 ans, Paris, tempérament lymphatique, frêle, très-anémique, et offrant les symptômes ordinaires de cet état. — Réglée d'une façon assez irrégulière, les mois sont parfois abondants et s'accompagnent de douleurs.

4 juillet. — 2 verres aux sources ferrugineuses, un le matin, l'autre le soir. — Tous les deux jours, bains de piscine ou de baignoire, à eau courante, durée 20 à 30 minutes.

Ce traitement, qui n'a été interrompu que par l'apparition des règles, est continué jusqu'au 13 août, et la santé est parfaite au moment du départ.

Observation III.

Mᵉ X..., Paris, 35 ans environ. Anémie des plus prononcées, gonflement des membres inferieurs qui s'engorgent facilement, surtout au pourtour des malléoles. — Marche très-difficile et très-pénible.

1ᵉʳ août. — 2 verres aux sources ferrugineuses. — Bain à eau courante tous les deux jours.

13. — Mieux. — Les bains n'amenant point de fatigue, sont prescrits tous les jours.

31. — Depuis le 23, la malade a pris des bains acidulés. Les chevilles sont entièrement dégorgées, la marche est facile, longues courses sans fatigue, appétit excellent, état général aussi bon que possible. — Départ.

FIÈVRES INTERMITENTES PALUDÉENNES. — ENGOR-
GEMENT DE LA RATE.

Nous n'avons pu, au sujet de cette affection, recueillir aucune observation qui mérite d'être citée,
mais l'expérience de notre prédécesseur, M. le
docteur Chaloin, suppléera à ce qui nous manque ; il
a vu l'état des malades qui se sont présentés à
Châtel-Guyon sous l'influence de l'intoxication pa-
lustre, s'améliorer très-promptement, et les engorgements de la rate se dissiper assez vite ; c'est surtout
chez des soldats revenant d'Afrique, qu'il a pu étudier l'effet des eaux dans cette maladie.

Les propriétés résolutives et toniques des eaux de
Châtel-Guyon expliquent parfaitement leur efficacité ;
elles doivent combattre l'anémie qui accompagne la
fièvre paludéenne, et si elles n'ont pas d'action contre
l'accès même, l'activité imprimée aux fonctions d'assimilation et d'élimination, aux fonctions de la peau
et aux diverses sécrétions, favorise l'expulsion du
principe miasmatique qui en est la cause.

Il serait à désirer que les marins et les soldats revenant de nos colonies pussent être soumis à l'action
de ces eaux ; presque tous ont subi l'intoxication pa-

ludéenne, et indépendamment de l'anémie qui en est la suite, sont atteints d'engorgement du foie et de la rate. Nous n'exagérons rien : sur cinquante congés de convalescence, accordés par le conseil de santé de Cherbourg à l'équipage de la *Dryade,* à son retour des mers de Chine, quarante furent motivés par l'anémie, suite de dyssenterie et de fièvres paludéennes contractées en Chine et en Cochinchine.

Et cet équipage ne se composait que de deux cents hommes.

NÉVROSES.

Par le mot névrose, Cullen désigne des maladies apyrétiques caractérisées par des troubles très divers du système nerveux : intelligence, sensibilité, motilité, et ne s'accompagnant pas de lésions matérielles appréciables..

Cette définition est peut-être trop absolue, car si en effet, dans la majorité des cas, il n'y a pas de lésions appréciables des solides, il n'en est pas de même du sang, dont l'élément globulaire est si souvent diminué.

Grisolle, en traitant de ces affections, renonce avec juste raison, à en donner une description géné-

rale, à laquelle ne se prête guère l'extrême variété
de leurs symptômes, de leur marche et de leurs ter-
minaisons. Aussi, après les avoir groupées en cinq
genres différents, passe-t-il immédiatement à leur
étude isolée.

La médication thermale, si souvent invoquée comme
dernière ressource dans les cas embarrassants de la
pratique, ne pouvait manquer d'être essayée pour le
traitement des névroses, et en effet, d'heureux résultats ont été obtenus. Le nombre des sources ther-
males auxquelles on a eu recours est considérable,
mais c'est en général aux sulfurées, bicarbonatées
et chlorurées sodiques. Généralement aussi, il est
préférable de s'adresser à celles qui ne sont pas trop
fortement minéralisées. Sans qu'il y ait lésion matérielle appréciable de l'organe affecté, la maladie
peut cependant être reconnue comme dépendant
d'un état pathologique déterminé, de l'anémie par
exemple; dans ce cas, l'efficacité du traitement
s'explique, la cause ayant été attaquée par les eaux
minérales qu'il convenait de lui opposer.

Dans d'autres au contraire, il est impossible de
rattacher à rien les accidents les plus graves, et le
médecin n'a d'autre guide dans l'application de telles
ou telles eaux, que l'état constitutionnel du malade et

le genre de manifestations par lesquelles se révèle la maladie.

Observation I.

M. X..., Paris, 34 ans environ, tempérament nerveux et lymphatique, constitution frêle ; il y a de l'anémie ; a été pris subitement il y a quatre ans environ des accidents suivants : vertiges amenant la résolution immédiate, avec les apparences de la syncope, qui pourtant n'existe pas, car le malade conserve une intelligence intacte.

Vomissements incessants, le malade compare son état au mal de mer.

Ces crises, fréquentes d'abord, débutaient sous l'influence des causes les plus innocentes en apparence : bruit, émotion, surprise, etc., et l'apparition des phénomènes était si brusque, que la chute avait lieu, là où l'une de ces causes avait paru les provoquer.

Indépendamment de ces crises, il y a des troubles dans la sensibilité : sensation de chaleur ou de froid, quelquefois de la douleur... à une époque, c'est à la région du cœur qu'elle se faisait sentir, et avec une extrême violence. Cette douleur a maintenant disparu, l'auscultation du cœur n'y révèle rien d'anormal.

Le pouls est un peu irrégulier, l'appétit est conservé, et l'estomac supporte bien les aliments.

Trois verres le matin; dans l'après-midi, un verre à la source ferrugineuse. Bain à 35° tous les deux jours, le bain sera pris à eau courante.

Le malade accuse une douleur un peu en arrière de la région précordiale, cette douleur qui n'est pas continue, s'irradie vers l'épaule; elle me paraît de nature purement névralgique.

Le traitement, commencé en juin, est continué jusqu'au mois de juillet; dans cet intervalle, il y a eu encore quelques-uns des accidents dont nous avons parlé, sans que les fonctions digestives aient été troublées.

Au moment du départ, nous ne pouvons constater la guérison, mais seulement un mieux sensible. Le malade emporte une caisse d'eau minérale pour ne pas interrompre son traitement.

Depuis, nous avons acquis l'assurance que les accidents avaient totalement cessé.

En parcourant nos notes, nous trouvons quelques cas de sciatique, traités par les douches et les bains acidulés, suivis de guérison.

Dans un seul, après une amélioration assez rapide, l'état restant stationnaire, nous avons cru devoir renoncer à la médication thermale pour revenir aux moyens curatifs ordinaires.

Nous pourrions peut-être rattacher à ce chapitre les paralysies idiopathiques, qu'aucune lésion matérielle ne vient justifier, mais outre que nous n'avons aucune observation à citer, il est constant que ce genre de paralysie est rare, et qu'en dehors des désordres du cerveau ou de la moelle, la paralysie accompagne souvent des affections viscérales : intestins, vessie, reins, utérus. Celles qui peuvent être considérées comme réellement essentielles, sont ordinairement dues à l'état hystérique, aux excès vénériens, à l'action du froid humide.

Nous n'avons donc rien à ajouter à ce que nous avons dit plus haut des névroses en général.

RHUMATISME.

Nous entendons par ce mot aussi bien le rhumatisme articulaire que le rhumatisme musculaire, mais nous excluons, en tant qu'il s'agit de la médication thermale, les cas qui se compliquent d'affections organiques ou de dégénérescence des tissus.

Toutes les eaux minérales, mais surtout celles qui

sont douées d'une haute thermalité, sont applicables à ce genre de maladie.

Ainsi que l'établissent les auteurs du dictionnaire d'hydrologie médicale, c'est surtout par sa température et les moyens hydrothérapiques à l'aide desquels on l'utilise, que l'eau minérale agit efficacement contre le rhumatisme.

La thermalité naturelle vaut mieux que celle qui est acquise artificiellement, attendu que dans ce dernier cas, il peut y avoir altération des principes minéralisateurs; c'est dire que si l'action curative est due principalement aux moyens hydrothérapiques et à la température, la composition de l'eau n'est pourtant point indifférente, l'excitation cutanée étant plus facilement obtenue avec l'eau minérale qu'avec l'eau douce.

Mais le malade atteint de rhumatisme, peut se trouver par le fait de sa constitution ou d'affections compliquant cet état morbide, dans des conditions différentes qui décideront à le diriger sur telle station plutôt que sur telle autre.

Il n'est pas rare de voir le vice rhumatismale se compliquer d'anémie, de dyspepsie, de constipation, d'engorgements viscéraux; c'est dans ces cas surtout que les eaux de Châtel-Guyon sont indiquées.

M. le docteur Chaloin a vu dans sa pratique, des rhumatismes articulaires chroniques, rebelles à tous les moyens ordinaires, qui ont cédé en quelques semaines à l'usage des eaux de Châtel-Guyon, et qui, un an après, n'avaient point encore récidivé.

Observation I.

Juin. — M. X..., après avoir navigué dans les pays chauds pendant plusieurs années, est rentré en France en hiver, et n'a pas tardé à ressentir des atteintes de rhumatisme articulaire.

La douleur et le gonflement qui intéressent les membres supérieurs et inférieurs, siégent principalement dans les articulations des orteils et des doigts.

A cet état, se joignent de la constipation, quelques accidents dyspeptiques et de l'anémie.

Le traitement consiste en trois ou quatre verres chaque jour, et en bains et douches à la température de 40°. L'amélioration, qui a commencé dès le quatrième jour, va toujours en augmentant, les douleurs et le gonflement ont disparu, et le départ s'effectue dans d'excellentes conditions, mais trop tôt à notre avis.

Observation II.

Août. — Mme X..., 58 ans, tempérament sanguin, atteinte depuis une dizaine d'années de douleurs rhumatismales dans les jambes et les épaules, principalement à droite.

Au moment des crises, la tête se congestionne et les jambes deviennent froides.

Le traitement débute par trois verres, dont le nombre est augmenté plus tard.

Bain tous les deux jours, avec douche sur les jambes.

Ces bains sont alternativement : ordinaires, à eau courante et acidulés.

10. — Le bain acidulé est remplacé par des pédiluves à 40° avec douche.

12. — Les bains de pied sont prescrits tous les jours.

La malade part au bout de quinze jours avec une amélioration très-grande, le traitement a été malheureusement trop court et interrompu par des affaires urgentes.

MALADIES DE PEAU.

Si le traitement des affections cutanées appartient d'une façon générale aux eaux sulfureuses, il ne faut point oublier cependant, que ces eaux sont principalement employées en bains ou en lotions, et que leur usage interne est très-secondaire.

D'autres eaux, telles que les chlorurées sodiques, sulfureuses ou non sulfureuses, sont également utilisées, et pour ces dernières, c'est principalement à l'action interne que l'on s'adresse.

Les affections cutanées sont souvent la manifestation d'un état diathésique : lymphatisme, scrofules, ou sous la dépendance des troubles de la digestion.

Les chlorurées sodiques en boisson remédient à ces causes variées, et les bains agissent par leur action excitante. On espérera à juste titre d'excellents résultats de celles qui, comme les eaux de Châtel-Guyon et de Niederbroon, jouissent de la propriété purgative. Cette action laxative est encore précieuse à un autre point de vue : elle s'oppose dans une mesure facile à apprécier, aux accidents de metastase et de rétrocession, dont la possibilité doit toujours être envisagée.

Le traitement devra se faire aux époques où il n'y a pas d'exacerbation, et cesser si elle se manifeste. Il devra y être procédé avec circonspection. Les bains seront donnés à une température un peu basse. Les malades devront, dans la plupart des cas, se soumettre à une cure assez longue, à un régime un peu sévère, conditions, il faut bien l'avouer, difficiles à obtenir de l'impatience du plus grand nombre.

CONGESTION CÉRÉBRALE. — PARALYSIE SUITE D'APOPLEXIE.

Nous sommes arrivés à parler d'affections, dont le traitement nous paraît devoir constituer à Châtel-Guyon une véritable spécialité.

Le nombre des paralytiques, des malades qui, atteints déjà de congestion cérébrale, et redoutant les récidives si fréquentes en pareil cas, se présentent chaque année à cette station thermale, est déjà considérable.

Nous espérons que la mise en lumière des résultats obtenus, aura pour conséquence d'augmenter encore ce chiffre et de procurer le retour à la santé ou tout au moins une amélioration notable, à toute une caté-

gorie de malades voués à la plus déplorable et à la
plus précaire existence.

Nous n'entendons parler dans ce chapitre, en ce
qui concerne la congestion cérébrale, que de celle
qui suit une marche chronique ; la paralysie qui est
quelquefois consécutive aux accès est rarement de
longue durée, et si elle persiste assez longtemps pour
que le malade vienne demander du secours à la thérapeutique thermale, on doit supposer qu'elle n'est
pas le résultat d'une simple hypérémie du cerveau,
mais bien d'une apoplexie.

Les paralysies que nous étudierons sont celles qui
suivent une hémorrhagie intra-cranienne.

Congestion. — Nous laissons de côté les symptômes de la congestion du cerveau qui se manifeste
avec des caractères d'acuité, si l'on peut, en pareil
cas, se servir de cette expression. Les symptômes
varient suivant la gravité de l'attaque et sont combattus en dehors de la médecine thermale par les
moyens appropriés.

Les accidents consécutifs, nous l'avons dit plus
haut, sont la paralysie ou un retour incomplet à la
santé, constituant un état congestif, une prédisposition évidente aux récidives.

8

La paralysie, dans ces cas, n'étant pas de longue durée, et se dissipant parfois au bout de quelques heures, dans tous les cas, au bout de deux ou trois jours, n'appartient donc pas à la thérapeutique thermale, si ce n'est lorsqu'une attaque est subie par un malade en traitement, ce qui arrive quelquefois.

Quant à la congestion à marche chronique, elle succède ordinairement à une première attaque ; elle est caractérisée par un état de torpeur, de somnolence habituelle, des bourdonnements d'oreille, des vertiges, de la pesanteur intellectuelle.

Cet état n'est pas permanent, ses intermittences coïncident souvent avec le travail de la digestion, et il existe un rapport manifeste entre les phénomènes d'hypérémie cérébrale et l'altération des fonctions digestives ; on peut même, sans crainte de trop s'avancer, dire que dans la grande majorité des cas, les différents états morbides que désignent les mots d'embarras gastrique, constipation habituelle, dyspepsie, etc., sont la cause des congestions cérébrales.

Un travail publié en 1870, par M. le docteur Grimaud, à cette époque inspecteur des eaux de Niederbroon, aujourd'hui inspecteur des eaux de Baréges, fait ressortir d'une manière frappante les rapports qui existent entre la congestion cérébrale et l'embarras gastrique chronique, et aussi l'efficacité, dans ces cas, des eaux purgatives de Niederbroon. Ses judicieuses remarques sont corroborées d'observations soigneusement recueillies ; nous les avons lues avec d'autant plus d'attention, que les eaux purgatives de Châtel-Guyon se comportent de la même manière, qu'elles guérissent ces mêmes affections, comme l'établiront les observations qui vont suivre, et nous sommes heureux de nous étayer de l'opinion de cet honorable collègue, en disant que ces sources peuvent remplacer entièrement celles de Niederbroon, qui maintenant sont allemandes.

Déjà plusieurs des malades qui d'habitude se rendaient à Niederbroon ont été dirigés vers notre station thermale, et il nous paraît hors de doute qu'il continuera à en être ainsi, si les résultats obtenus acquièrent une notoriété suffisante.

Le traitement, qui sera appliqué suivant la méthode purgative et devra être prolongé quelque temps encore après la cessation des accidents, se trouve combattre à la fois l'effet et la cause.

L'eau en boisson sera accompagnée de douches ascendantes, de pédiluves, rarement de bains. Au reste, ce que nous dirons de la médication à propos des paralysies, suite d'apoplexie, peut s'appliquer en partie aux congestions.

Paralysies. — Nous prenons le fait accompli, quelle qu'en soit la cause : l'hémorrhagie a eu lieu, le cerveau est le siége d'un ou de plusieurs épanchements, les caillots sont plus ou moins volumineux, et selon la place qu'ils occupent, frappent d'inertie tels ou tels membres, les muscles de tels ou tels organes.

En général, dans les cas graves, un seul côté est atteint ; quand l'hémorrhagie a été de nature à amener une paralysie plus considérable, le malade meurt assez vite dans le coma.

L'hémiplegie est plus ou moins complète, il est ordinaire que le membre supérieur soit plus profondément atteint que l'inférieur.

La paralysie de la langue, des muscles du larynx est plus rare, celle de la sensibilité varie, elle peut aller dans certains cas assez loin pour que les parties qui en sont frappées, puissent être pincées, coupées, brûlées même, sans que le malade en ait conscience. Dans les cas moins graves, elle se manifeste par une sensation d'engourdissement et de fourmillement.

En présence de désordres aussi grands, aussi inaccessibles aux ressources de la médecine, comment agit un traitement thermal ?

En favorisant la résorption du caillot et en agissant

en outre directement sur les muscles paralysés, lesquels, quand bien même la cause qui a amené ce résultat aurait en partie disparu, ont besoin d'une stimulation nouvelle, pour reprendre leurs fonctions normales.

Dès qu'une hémorrhagie cérébrale s'est produite, la nature intervient dans une mesure plus ou moins efficace ; selon la gravité de l'épanchement ; au bout de quelque temps, le caillot se trouve isolé de la substance cérébrale, par une production de nature sereuse, dont la sécrétion se ramollit et favorise la résorption. Cette résorption peut-elle être assez complète, pour que les parois de ce kyste se rapprochant peu à peu puissent se réunir et ne laisser qu'une cicatrice linéaire? C'est une supposition dont nous n'avons point à examiner la valeur ; ce qu'il nous importe de savoir, c'est que le traitement par les eaux purgatives vient puissamment en aide à ce travail de réparation naturelle qui, abandonné à lui-même, s'effectuerait trop lentement ou cesserait même tout à fait.

Nous n'entreprendrons point de raisonner cette action, et pour cause, estimant que les faits suppléeront avec avantage aux dissertations les plus ingénieuses.

A quelle époque convient-il de soumettre au traitement thermal, le malade frappé d'apoplexie cérébrale ?

Dans ces affections, les récidives sont tellement à craindre, qu'il y aurait un grave danger à risquer vis-à-vis du malade, des perturbations trop grandes à une époque rapprochée de l'accident ; en outre, le traitement thermal nécéssite ordinairement des déplacements, qu'on ne peut opérer qu'au bout d'un certain temps.

Mais il ne faut pas non plus attendre que ce travail de résorption, auquel la médication thermale doit venir en aide, ait cessé, que la nature, convaincue, si je puis m'exprimer ainsi, de l'insuffisance de ses efforts, soit devenue inactive en présence de la lésion et que d'un autre côté, les organes paralysés aient, par une immobilité trop prolongée, perdu la possibilité de fonctionner, quand bien même cesserait l'obstacle qui s'opposerait à l'impulsion initiale.

Ce terme moyen, si difficile à choisir, nous nous garderons bien de chercher à le préciser par des règles qui ne saûraient être justes. C'est à la science et au tact du médecin, qu'il appartient de trancher la question, ce qui, certes, n'est pas toujours facile.

La médication à employer sera comme pour les

congestions, la médication purgative. Il faut arriver, aussi promptement qu'on peut le faire, à ce résultat, sans toutefois s'exposer par trop de précipitation, à fatiguer l'estomac du malade.

L'action purgative sera maintenue plus ou moins longtemps, selon les cas. Si un peu de fatigue se manifeste, il faut interrompre le traitement pour le reprendre ensuite. — On conçoit qu'il doit être long, aussi y aura-t-il avantage, toutes les fois qu'on le pourra à faire deux saisons la même année.

Les bains sont rarement employés à Châtel-Guyon dans ces affections : c'est principalement aux pédiluves, aux douches ascendantes et sur les membres que nous avons recours.

Le régime doit être sévèrement surveillé. Les repas copieux doivent être rigoureusement proscrits, surtout le soir.

Dès que l'amélioration est suffisante pour permettre quelques mouvements au membre paralysé, un exercice rationnel et progressif sera recommandé au malade. Les distractions qu'il prendra devront être plutôt physiques qu'intellectuelles.

Observation I.

Congestion. — M. X..., 37 ans. Tempérament sanguin, vigoureux; état congestif, se manifestant par des maux de tête fréquents, vertiges, somnolence, etc. Arrive dans les premiers jours de juillet.

Six verres d'eau. — Bains de pied à 40° tous les jours, durée vingt-cinq minutes. Douches sur les pieds, les jambes et la colonne vertébrale, durée dix à quinze minutes.

Jusqu'au 16, l'effet purgatif est peu marqué; le nombre des verres est porté à huit.

Les selles sont régulières, au nombre de deux à trois par jour. Il y a déja de l'amélioration.

25. — L'effet purgatif s'est maintenu, sans qu'il ait été nécessaire d'augmenter la quantité d'eau ingérée. Le malade part guéri.

Observation II.

Congestion. — M. X..., 66 ans, Paris. Tempérament sanguin, teint coloré, a eu une congestion il y a deux mois. Les accidents se sont dissipés, mais il reste de la gêne et de la lenteur dans les mouvements, la démarche est indécise et même un peu titubante. Les yeux sont saillants, injectés, la tête lourde, la parole embarrassée, stupeur.

Les fonctions digestives sont assez bonnes, sauf qu'il existe un peu de constipation.

Arrive en juillet. — Trois verres. — Tous les deux jours bain de pied à 40° avec douches sur les membres inférieurs.

29. — Le nombre des verres est porté à cinq.

4 août. — Six verres. — Il y a du mieux, la marche est plus facile, l'effet purgatif se produit régulièrement. Les bains de pied et les douches sont prescrits tous les jours.

15. — Plus de stupeur, démarche assurée, le malade part guéri.

Observation III.

Congestion. — M. X..., 69 ans. Tempérament sanguin, tête lourde, vertiges, étourdissements, somnolence habituelle, langue bonne, appétit normal.

Arrive en août. —Quatre verres. — Pédiluve quotidien à 40° avec douches sur les membres inférieurs.

23. — Six verres, l'effet purgatif tarde à se produire. Douche ascendante intermittente.

27. — Sept verres. — Effet purgatif régulier. Même traitement. Bain de siége, de temps à autre.

31. — Guérison. Départ.

Observation IV.

Congestion. — M.ᐟ X.., 42 ans. Constitution apoplectique, digestions difficiles, maux de tête, vertiges, stupeur, tendance excessive au sommeil, etc.

Arrivé en juin, ce malade prend depuis quelques jours l'eau en boisson en quantité considérable et des bains de piscine sans avoir consulté. Après le bain, les accidents s'aggravent, principalement les étourdissements.

1er juillet. — Six verres seulement, bain de siége et bain de pied à 40° en alternant. Douches sur les membres inférieurs, douche ascendante tous les trois ou quatre jours.

4. — Mieux sensible, les vertiges et les étourdissements ont disparu.

12. — Le mieux continue ; après avoir suivi le même traitement pendant une semaine encore, le malade part entièrement guéri.

Observation V.

Congestion. — M. X..., 53 ans, Paris. Apparence lymphatique, assujéti à un travail de bureau très-considérable auquel se sont joints des chagrins domestiques; a éprouvé à plusieurs reprises des symptômes de congestion.

Au moment où nous l'examinons, au commencement de septembre, il y a des étourdissements, un engourdissement dans le côté gauche, notamment à la main et à la bouche. Pas de constipation, mais l'appétit est capricieux et les digestions difficiles.

Trois verres. — Pédiluves à 40° avec douche sur les membres inférieurs tous les deux jours.

8. — Le nombre des verres a été successivement porté à huit, l'effet purgatif est règulièrement établi, mieux sensible.

18. — Guérison. — Départ.

Observation I.

Paralysie. — L'observation que nous plaçons ici, est celle d'un habitué de Châtel-Guyon, qu'il ne nous a pas été donné de voir au début de sa maladie; rendu à la santé, alors que son état était désespéré, il revient chaque année aux sources qui lui ont procuré cet heureux résultat, moins pour achever sa guérison que pour prévenir le retour des accidents.

M. X.,., 56 ans, Paris. Tempérament nervoso-sanguin, avait toujours joui d'une excellente santé, lorsque le 2 décembre 1869, il fut subitement paralysé de tout le côté droit ; la paralysie était complète, il y avait perte de la parole, qui n'est revenue en partie qu'au bout de onze jours.

Cinq semaines après l'accident, il survint une fluxion de poitrine, puis des douleurs sciatiques et un rhumatisme articulaire.

Le malade est resté sept mois alité.

Au bout de ce temps, il vint à Châtel-Guyon ; à cette époque, il ne pouvait faire aucun mouvement du côté paralysé, il fallait le transporter dans un fauteuil.

Le traitement consista en sept verres d'eau par jour, bains de pied, douches.

Au bout de sept jours, il pouvait aller lui-même à la source, et au bout de vingt-un, la promenade était possible.

Revenu en 1871, il a vu l'amélioration faire encore des progrès, et lorsqu'il se présente à notre observation, en août 1872, nous constatons que les acci-

dents paralytiques ont entièrement disparu et que
ceux qui persistent encore appartiennent à l'affection
rhumatismale ; ils ne consistent au reste, qu'en un
peu de gonflement et de gêne des articulations des
doigts et du genou. Un traitement approprié est
institué, et le malade part après une courte saison
entièrement guéri.

Observation II.

Mlle X..., 24 ans. Tempérament sanguin, n'a été
réglée que depuis trois mois.

Au mois de janvier dernier, une attaque d'apoplexie la laissa paralysée de tout le côté droit, il y
avait en même temps perte de la parole.

Depuis trois mois, la marche, quoique très-difficile,
est devenue possible, mais au moment où elle se présente à notre observation, en juillet, la malade n'émet
que des sons à peine articulés et incompréhensibles.
Pas d'appétit, selles régulières, grande tendance au
sommeil.

Quatre verres. — Tous les jours, pédiluve à 40°
avec douches sur les jambes et les pieds.

2 août. — Le nombre des verres est porté à six,
même traitement externe.

7. — L'amélioration est des plus remarquables ;
l'appétit est revenu, la marche est plus aisée, et la
malade peut articuler de courtes phrases.

Cette amélioration a été en augmentant jusqu'au
20 août, quoique les progrès fussent moins rapides
qu'au début.

Malheureusement, la jeune malade est isolée à
Châtel-Guyon, l'éloignement de sa famille lui cause
un chagrin de plus en plus vif, elle part malgré nos
instances pour la retenir plus longtemps.

Observation III.

M. X..., 41 ans, a été frappé, il y a treize mois,
d'une attaque d'apoplexie qui a déterminé la paralysie du côté droit.

Au moment où le malade se présente à notre cabinet, en juin, il y a quelques mouvements possibles,
principalement dans le membre inférieur.

Toutefois, le malade ne peut marcher qu'avec un
aide. La parole est lente, très embarrassée, la face
est congestionnée, il y a de la stupeur et même de
l'hébétude.

Constipation. — Pas d'appétit.

Trois verres d'eau. — Bains de pied à 40° et bains

de siége en alternant, tous les deux jours. Douches sur les membres inférieurs, douches en pluie sur le membre supérieur.

21. — Hier, le bain de pied a été suivi d'un peu de fatigue et de céphalalgie qui persistent aujourd'hui. Le malade n'a pas été à la selle. — Douche ascendante, suspension des bains et de la douche.

22. — Mieux. — Le traitement est repris et continué jusqu'au 9 juillet.

A cette époque, les mouvements du membre supérieur sont revenus en partie, le malade peut couper lui-même ses aliments ; il en est de même pour le membre inférieur, la marche est plus facile, le secours d'un aide n'est plus indispensable, mais il y a de la fatigue, et nous croyons prudent d'arrêter le traitement, pour le reprendre à l'arrière-saison ou à la saison prochaine.

Observation IV.

M. X..., 44 ans. Il y a quatre mois, à la suite d'une course où il a beaucoup souffert du froid, M. X... a été pris pendant la nuit d'une hémiplégie faciale complète avec strabisme, surdité, déviation de la bouche et de la langue ; la paralysie s'étendait aux muscles du cou, l'intelligence était paresseuse.

Au moment où il se présente à notre cabinet, juin 72, presque tous ces accidents persistent à un degré plus ou moins grand.

La démarche est indécise, non point à cause d'une paralysie des membres inférieurs, mais parce que le malade se sent entraîné à incliner vers le côté paralysé et réagit contre cette tendance. L'œil paraît saillant. M. X... raisonne lui-même parfaitement son état, la torpeur de l'intelligence a disparu.

Trois verres d'eau. — Bains de pied à 40° avec douche. Douche en pluie sur la partie paralysée.

Ce traitement est suivi jusqu'en juillet. A cette époque, si la guérison ne peut pas être considérée comme complète, l'état du malade est tellement amendé, qu'il lui sera désormais possible de reprendre ses occupations, et qu'il est à peu près certain qu'une guérison entière sera la conséquence d'un nouveau traitement.

Observation V.

M. X..., 40 ans, Paris. A eu en avril 1871, une attaque de paralysie du côté gauche.

A son arrivée, le 3 juin, la marche est extrêmement difficile, le membre supérieur ne se meut qu'avec peine. Il y a contraction des fléchisseurs, l'extension des doigts est presqu'impossible.

Le malade est pâle et affaibli.

Le traitement n'est commencé qu'au bout de quelques jours de repos, et consiste en quatre verres d'eau, bains de siége, douches sur la jambe et le bras tous les deux jours. Dans l'intervalle, douche ascendante.

19. — Amélioration notable. Les doigts sont plus souples, les mouvements reviennent. La jambe va mieux également, la marche est moins gênée et moins raide.

28. — Les progrès n'ont pas discontinué ; la marche est presque normale, les mouvements du bras sont entièrement revenus, et pour les exercer, le malade s'est imposé lui-même l'obligation de tourner une meule chaque jour.

30. — Le départ s'effectue dans les meilleures conditions.

Nous croyons inutile de multiplier les exemples ; nous espérons que les observations qui précèdent sont suffisantes pour porter la conviction dans l'esprit de nos confrères.

9

Nous terminons ici le chapitre des affections susceptibles d'être combattues par les eaux de Châtel-Guyon. Nous ne pouvons le clore cependant, sans mentionner quelques maladies qui, d'après notre prédécesseur, ont pu y être guéries ou considérablement amendées; ce sont : les hémorrhoïdes, les maladies syphilitiques, l'impuissance, la bronchite chronique et le catarrhe pulmonaire.

Les quelques observations que nous avons pu faire à cet égard, n'étant pas suffisantes pour que notre conviction personnelle soit bien arrêtée, nous nous bornons à citer l'opinion d'un médecin consciencieux, expérimenté, qui, s'il l'a émise, avait certainement par devers lui, un nombre de faits suffisants pour la justifier.

CHAPITRE VII.

Hygiène.

———

Comme climat, Châtel-Guyon appartient à la zône tempérée ; comme altitude, cette station se trouve dans des conditions moyennes, circonstance favorable, puisque tout en offrant les avantages de l'air pur et vif des montagnes aux affections caractérisées par une atonie générale des fonctions, elle ne peut inspirer aucune crainte dans les cas où des congestions actives sont à redouter, et où, par conséquent, le séjour dans des régions trop élevées serait contre-indiqué.

La saison officielle commence le 15 mai et se termine le 15 septembre, mais, nous l'avons dit ailleurs, il est assez ordinaire de la voir se prolonger ; si le mois de mai est parfois un peu pluvieux, il est rare que la douceur de la température ne permette pas aux baigneurs de rester jusqu'aux premiers jours d'octobre. Nous ne reviendrons pas sur ce que nous avons dit déjà au sujet du choix de l'époque à laquelle le traitement doit être fait.

Les malades feront bien de s'en rapporter à leur médecin à cet égard, lui seul peut être bon juge de la nature de l'affection et des conditions de température qu'elle exige pour l'efficacité de la cure.

C'est la seule base logique, d'après laquelle le moment du voyage devrait être fixé, et non pas comme il arrive souvent, d'après des motifs de convenance ou d'agrément ; la question de santé doit être dominante, et les malades qui se résignent à un déplacement pour la recouvrer, ne doivent négliger aucun des moyens pour arriver à ce but.

Nous leur recommandons d'une façon spéciale de demander à leur médecin traitant une note concernant les antécédents de la maladie; il est des circonstances dont l'importance échappe au malade, et qui, pour le médecin des eaux, deviennent d'utiles indications.

Si bornées que soient en apparence les ressources thérapeutiques de la médication thermale, elles se prêtent, comme les chiffres de la numération, à bien des combinaisons diverses, et le choix à faire entre elles sera d'autant plus judicieux, qu'il aura pour base un plus grand nombre d'éléments.

Il faut, autant que possible, en partant pour les eaux, pouvoir disposer d'un laps de temps assez

long pour obéir à toutes les exigences du traitement.

Il n'est nullement rationnel d'y arriver avec l'idée
préconçue de l'époque du départ, il l'est encore
moins d'exiger du médecin (et que de fois n'avons-
nous pas été l'objet de pareilles sollicitations), de
précipiter l'application des eaux, *pour en finir plus
vite*.

Nous supposons le malade arrivé dans les inten-
tions les mieux arrêtées de profiter de son séjour, et
nous allons énumérer les précautions à prendre, les
écueils à éviter, pour qu'il en soit réellement ainsi.

Traitement. — Il est bon de ne pas commencer
le traitement dès l'arrivée ; la fatigue du voyage, les
préoccupations qui l'ont précédé et qui ne cessent
entièrement que quand l'installation est accomplie,
constitueraient de mauvaises conditions de début. Un
ou deux jours de repos sont donc nécessaires, ils
seront utilement employés, du reste, puisque dans cet
intervalle, le médecin pourra étudier à loisir l'affection qu'il va avoir à traiter.

Une fois le traitement établi, il doit être rigoureusement suivi ; le malade ne devra ni augmenter ni
diminuer sans avis le nombre de verres, à plus forte

raison ne devrait-il pas, sans ordonnance, prendre des bains, des douches, etc. Nous insistons à ce sujet parce que nous avons vu des accidents survenir, et que l'immunité dont semblent jouir certains imprudents, ne doit pas inspirer aux autres baigneurs une confiance téméraire.

Il est un autre écueil, contre lequel il est difficile de se tenir en garde ; nous voulons parler des conseils, de l'exemple des buveurs rencontrés journellement à la source ; ceux qui, avec ou sans prescription, boivent un grand nombre de verres, ont une tendance générale à pousser à les imiter, les malades qui sont astreints à un chiffre moindre ;

Il faut savoir résister à ces conseils plus bienveillants qu'éclairés, et se rappeler que la direction donnée au traitement est basée sur l'examen de la maladie, la constitution du sujet, sur des éléments, en un mot, que le médecin a pu seul apprécier.

Comme il est bon qu'entre l'ingestion du dernier verre et le déjeuner, il y ait un intervalle raisonnable, c'est ordinairement de six à sept heures que les malades devront se rendre à la source.

Cette obligation d'être matinal, ne laisse pas que de paraître tout d'abord assez désagréable à beaucoup d'entr'eux ; mais l'habitude en est bien vite contractée, et si, en raison de l'heure à laquelle il a fallu quitter le lit, il devient nécessaire de renoncer aux veillées prolongées, on y trouvera un double avantage ; car les exigences de la vie sociale, en empiétant sur le temps qui devrait être consacré au repos, pour en faire le moment où l'on dépense la plus grande somme d'activité physique et intellectuelle, ne sont point compatibles avec le traitement thermal et une hygiène bien entendue.

Autant que possible, et à moins d'impossibilités absolues, l'eau devra être prise à la source, et non au lit ou dans la chambre comme le font quelques malades.

En agissant ainsi que nous le conseillons, les buveurs pourront, par la promenade et un exercice modéré, favoriser l'absorption du liquide et aider à son action.

Cette manière de faire doit encore être préférée à l'habitude qu'ont certains baigneurs de rester assis, un livre ou un journal à la main ; ils perdent ainsi e bénéfice de la promenade à cette heure favorable de la journée, ils ralentissent en outre par l'inaction l'absorption et l'action de l'eau minérale.

Quelques malades, pour se débarrasser plus vite des exigences de leur traitement, et se réserver le libre emploi de leur après-midi, prennent les bains le matin et s'y font apporter l'eau en boisson.

Nous n'approuvons pas cette manière de faire ; les usages interne et externe de l'eau ne doivent pas être simultanés ; nous sommes convaincus que, pendant l'immersion du corps, l'absorption par l'estomac doit être moins facile, et si les deux actions, au lieu de se contrarier, s'ajoutaient, il en résulterait une excitation trop grande, susceptible d'amener des accidents.

Quand arrive l'heure du bain ou de la douche, il est nécessaire, si une promenade a suivi le déjeuner, qu'elle soit terminée depuis quelque temps déjà, de façon à ce que la transpiration ait cessé et que le calme de la circulation soit rétabli.

Nous considérons comme fâcheuse l'habitude de lire pendant le bain, s'y endormir aurait encore plus d'inconvénients et pourrait devenir dangereux. Il faut donc résister à la somnolence, ou sonner lorsqu'on craint de ne pouvoir la vaincre.

Si, à l'heure du bain ou de la douche, il semblait au malade que le travail de la digestion ne s'est pas régulièrement accompli, il devrait ou s'abstenir ou prendre l'avis du médecin.

Après les bains ou les douches, un peu de repos est salutaire.

Régime. — Nous l'avons dit, l'usage des eaux de Châtel-Guyon a pour résultat, à peu près constant, de réveiller énergiquement l'appétit.

S'il est des cas où le malade peut s'y livrer sans inconvénient, il en est beaucoup d'autres où il faut savoir y résister dans la mesure nécessaire.

Rien d'absolu ne peut être établi à cet égard, et le malade, averti par le médecin, tâchera de se conformer à ses avis.

Il en est de même du choix des aliments ; le médecin, suivant les cas, indiquera à chaque malade ceux dont il doit s'abstenir.

Nous ajouterons qu'en général, le repas du soir ne doit pas être trop copieux, le travail de la digestion étant plus lent pendant le sommeil qu'à l'état de veille. — Par la même raison, nous proscrivons les soupers à heure tardive ; l'estomac, surchargé mal à propos, ne se trouverait pas dans des conditions favorables pour l'absorption de l'eau minérale le lendemain matin.

Il n'est point contre-indiqué de prendre dans la journée quelques boissons rafraîchissantes.

Nous ne parlons que pour mémoire de l'habitude bizarre qu'ont les buveurs du pays qui, immédiatement après l'ingestion de l'eau minérale, se livrent

à de copieuses libations avec le vin blanc indigène,
sous prétexte de favoriser l'absorption. — Il faut
bien reconnaître que s'il en résulte parfois des accidents, ceux-ci sont l'exception ; mais il n'est pas
donné à tout le monde de jouir d'une pareille immunité ; les estomacs auvergnats sont habitués à un
large usage des produits des vignes du pays ; dans
la campagne, le vin est quotidiennement mélangé aux
potages gras ou maigres, et les caves de la montagne
reçoivent de fréquentes visites, qui ne sont pas ins-
pirées seulement par la sollicitude des propriétaires.

Vêtements. — On peut diviser, au point de vue de
la température, la durée de la saison en trois époques :
la première du 15 mai au 15 juin (tempérée), la
seconde du 15 juin à la fin d'août (chaude), la troisième du 1er au 30 septembre (tempérée).

Quelle que soit l'époque à laquelle ils viennent, les
malades feront bien de se munir de vêtements de
laine, les matinées et les soirées pouvant être fraî-
ches en mai et septembre, même en juin. Si, pendant
les mois de juillet et d'août, il faut avoir sous peine
de souffrir de la chaleur, des étoffes légères, nous
n'en conseillons pas moins d'apporter des vêtements
plus chauds.

Les excursions aux environs de Châtel-Guyon conduisent souvent les touristes à des altitudes assez élevées ; l'air est vif, le vent parfois assez fort sur les hauts plateaux, et il est bon quand on y est arrivé, de pouvoir se couvrir davantage, sous peine d'en rapporter en lombago, rhume, etc., un contingent de souvenirs désagréables.

· Une chemise de flanelle, par dessus la chemise ordinaire, serait utile dans bien des circonstances, nous engageons les baigneurs à en ajouter à leur bagage.

Logement. — Il est évident pour tout le monde qu'un logement sain, bien aéré, convenablement exposé, réunissant les conditions nécessaires de tranquillité et de repos, doit être préféré à tout autre, surtout si la proximité de l'établissement thermal ou la facilité de s'y faire conduire rapidement s'ajoutent à ces avantages.

Il n'est pas toujours facile de s'établir aussi convenablement, ni dans les grandes ni dans les petites stations, la proportion entre le nombre des baigneurs et des logements étant à peu près la même, nous ne pouvons que conseiller aux malades de prendre leurs renseignements un peu avant le départ, et de s'assurer de leur appartement avant de se mettre en route.

Cette précaution sera surtout utile en juillet et août, époque où l'affluence est la plus grande.

Exercice. — *Distractions.* — La musique, la danse, les promenades à pied et les excursions en voiture, telles sont les distractions qui aideront le baigneur à passer le temps à Châtel-Guyon, et qui, de plus, seront un utile adjuvant de son traitement.

Les courses ne doivent jamais être assez longues pour qu'il en résulte une trop grande fatigue ; il faut éviter de les faire au moment le plus chaud de la journée ; — D'après la manière dont le traitement est institué à Châtel-Guyon, il est toujours possible de consacrer à ces excursions la soirée, et quelquefois même une notable partie de l'après-midi.

Les matinées sont prises par l'obligation de boire aux sources ; pourtant les malades qui ne craignent pas de se lever de bonne heure, termineront assez tôt pour pouvoir faire une promenade avant le déjeuner, et s'en trouveront bien.

Quelque importance que nous attachions à ces distractions hygiéniques, elles ne doivent en aucun cas empiéter sur les nécessités du traitement; les parties de plaisir les plus attrayantes devront y être subordonnées, *le traitement ne doit pas attendre.*

Lorsque, dans la soirée, c'est à la danse qu'on demande quelques moments de plaisir, il ne faut pas que ces moments se prolongent trop avant dans la nuit ; il est nécessaire de se rappeler que le lendemain matin il faudra se trouver aux sources, et qu'un sommeil réparateur doit remplir cet intervalle.

Parmi les malades qui viennent chercher la santé à Châtel-Guyon, plusieurs sont atteints d'affections dont la nature pousse à la tristesse et à la morosité ; pour peu que d'autres préoccupations viennent assombrir leurs pensées, ils se trouvent dans un état moral fâcheux pour faire un traitement.

Certes, il n'est pas donné à l'homme d'oublier par un effort de sa volonté, sa souffrance et ses chagrins, mais il est toujours possible d'écarter pendant quelques jours les occupations, les conversations qui les rappellent trop vivement, il est possible de ne pas se concentrer dans l'isolement, de rechercher au contraire la société des autres baigneurs, et d'y trouver quelques moments d'oubli.

CHAPITRE VIII.

Description des Etablissements

———

Il y a deux établissements à Châtel-Guyon ; l'un qui porte le nom d'établissement thermal de la Vernière comporte quatre cabinets de bains avec baignoires en bois et deux piscines.

L'autre, le plus grand qui porte le nom d'*Etablissement thermal*, appartient à M. Brosson, et réunit déjà toutes les conditions nécessaires à un traitement thermal complet ; de plus, il a été construit de façon à se prêter aux agrandissements qui deviendraient utiles.

Situé au milieu d'un parc ombreux que baigne le ruisseau le Sardon, à proximité des hôtels, il présente l'aspect d'un élégant châlet ; les cabinets de bains, au nombre de 22, dont 8 contiennent tous les appareils pour les différentes douches, sont parfaitement éclairés, l'élévation des plafonds assure aux malades un volume d'air plus que suffisant.

Les baignoires, en lave de Volvic et en stuc sont alimentées par le fond.

Un système de robinets les met en communication soit avec les réservoirs, dont l'eau peut être surchauffée par des appareils spéciaux qui permettent d'obéir à toutes les indications, soit avec la source elle-même ; le trop plein des baignoires pouvant se déverser par un orifice ménagé à la partie supérieure, le bain est à volonté à eau courante ; si la baignoire est alimentée directement par la source, le bain est dit acidulé et contient une très-grande quantité de gaz acide carbonique.

Deux vastes piscines, précédées de vestiaires fermés, contiennent chacune quinze mètres cubes d'eau minérale. Alimentées par le fond, leur trop plein se déverse dans un des angles ; les salles qui les renferment reçoivent le jour par de vastes chassis qui occupent la partie supérieure de l'édifice.

Dans l'établissement se trouve le cabinet de consultations destiné au médecin inspecteur, et pendant la saison, les médicaments les plus urgents y sont rassemblés.

Un directeur, qui séjourne toute l'année à Châtel-Guyon, surveille l'exactitude du service et l'expédition de l'eau en bouteilles.

Au reste, le propriétaire lui-même habite l'établissement pendant la saison des eaux, et les baigneurs, qui ont déjà fréquenté cette station, savent avec quelle obligeance il met à leur disposition sa connaissance approfondie du pays, tant au point de vue pittoresque qu'au point de vue des curiosités géologiques et minéralogiques qu'il renferme.

CHAPITRE IX.

Guide.

————

La tâche du médecin est terminée ; qu'il nous soit donc permis d'oublier pour quelques instants les soucis et les absorbantes préoccupations de notre labeur professionnel.

Nous n'abandonnerons pas pour cela nos malades, car c'est en leur compagnie que nous allons jeter un coup d'œil rapide sur l'admirable contrée où nous nous trouvons réunis.

L'Auvergne est peu connue, si peu, que la plupart des baigneurs, transportés au milieu des sites les plus pittoresques, alors qu'ils s'étaient résignés par avance à acheter leur guérison au prix d'un triste séjour, dans une triste résidence, éprouvent en arrivant à Châtel-Guyon la plus agréable surprise.

Ce centre de la France est ignoré des Français, et, disons-le franchement, pour bien des gens, dont nous étions naguère, il s'attache au nom de cette province,

10

l'idée vague d'une utile industrie, peu compatible avec les aspirations poétiques.

Nous avons lu pourtant, sur l'Auvergne, d'attrayantes et enthousiastes descriptions ; heureux ceux qui ont pu parcourir à loisir et en touristes éclairés ce beau pays, qu'on quitte avec regret, où l'on revient avec joie !

Il ne nous a point été donné encore de le visiter comme nous entendrions le faire, et c'est seulement dans un rayon de quelques lieues autour de Châtel-Guyon que se sont effectuées nos excursions.

Nous avons dit, au début de cet ouvrage, qu'à partir de Riom, le terrain s'élevait peu à peu vers les sommets voisins, non par une pente uniforme, mais par une succession de collines verdoyantes, couvertes d'arbres fruitiers, de vignes, de pittoresques villages, et que des vallons frais et ombreux séparent les unes des autres.

La route qui serpente au milieu de ces montagnes en miniature, laisse entrevoir un aspect nouveau à chacun de ses coudes : tantôt c'est l'immense plaine de la Limagne, que nous avions laissée derrière nous, et qui réapparaît tout à coup, tantôt le vieux donjon de Tournoël ou le château de Chazeron.

Enfin, une colline surmontée d'un grand calvaire

se présente à nos yeux ; un village dont l'étendue ne peut être appréciée tout d'abord, tord ses ruelles et étage ses maisons aux toits aplatis sur ses flancs escarpés, l'église et son clocher dominent cet ensemble et se détachent dans le ciel pur, puis tout disparaît, la route se précipite, nous ne descendons pas, nous tombons, mais la chute a été sans danger, nous voici près de l'établissement thermal et des hôtels, dont le personnel s'empresse pour nous recevoir.

La justice paroissiale de Châtel-Guyon appartenait aux comtes d'Auvergne : Guy II y bâtit un château, Castrum Guidonio , d'où Châtel-Guyon. En lutte contre Robert, son frère, évêque de Clermont, qui, selon lui, mettait tout à feu et à sang en Auvergne, il fit, en 1198, hommage de sa suzeraineté à Innocent III et à l'Eglise romaine, reconnut qu'il tiendrait Châtel-Guyon en fief du pape, et en même temps lui demanda son assistance contre l'évêque, son frère et son ennemi.

Cette terre passa en 1395, entre les mains de Oudart de Chazeron ; elle devint ensuite, par alliance, après l'extinction de la première maison de Chazeron, la propriété de Gilbert de Monestay des Forges. De ce château, maison de plaisance pour les uns,

forteresse pour les autres, il ne reste plus rien,
et une croix, symbole d'espérance et de pardon, a
remplacé ces murailles, autour desquelles s'agitèrent
les passions et les instincts sanguinaires des géné-
rations disparues.

Le village, construit, ainsi que nous l'avons dit
plus haut, sur les flancs de la colline qu'il contourne,
se dérobe à une vue d'ensemble; pour le juger de
cette façon, il est nécessaire de gravir jusqu'au pied
du calvaire; le regard alors embrasse le village tout
entier, ainsi que les vallons et les coteaux où sont
batis Saint-Hyppolite, Enval, Saint-Bonnet, Prompsat,
Les Gimaux, etc., et après s'être arrêté sur la plaine
verdoyante de la Limagne, se perd à l'extrême hori-
zon que ferment les montagnes du Forez.

La population de la commune de Châtel-Guyon est
de 1711 habitants. Travailleurs patients et économes,
ils s'adonnent principalement et avec succès à la cul-
ture de la vigne, mais les beaux résultats qu'ils ob-
tiennent sont achetés par un rude labeur; les ceps
sont plantés sur des sommets et des pentes où ne
peuvent arriver ni les voitures, ni les bêtes de somme,
les transports se font à dos d'homme, dans des
hottes qui feraient frissonner les portefaix les plus
vigoureux.

Ce sol volcanique est si profond et si riche, qu'il permet aux plantes potagères et céréales de prospérer, malgré l'innombrable quantité d'arbres frutiers qui l'ombragent.

Curiosités. — Elles sont nombreuses et bien dignes de fixer l'attention, mais pour ne pas trop élargir le cadre de cet ouvrage, nous parlerons seulement de celles qui sont assez rapprochées de Châtel-Guyon, pour que les baigneurs puissent les visiter sans fatigue et sans un trop grand dérangement.

A tout seigneur, tout honneur : nous voici sous les murs du vieux manoir de Tournoël ; ce nid d'aigles, nous allions dire de vautours, est situé au sommet d'une colline et domine la plaine de la Limagne, ainsi que les gorges environnantes.

Des fresques, un oratoire assez bien conservé, un haut donjon, d'où le regard se perd dans les lointains horizons, les inévitables oubliettes, accessoire caractéristique de la féodalité, tels sont les éléments à l'aide desquels l'imagination peut reconstruire le passé, passé sanglant.

En 1213, Philippe-Auguste, pour mettre un terme aux querelles de Robert, évêque de Clermont, et de son frère Guy II, comte d'Auvergne, envoya une ar-

mée assez considérable qui s'empara de cette forteresse, réputée imprenable. Cette armée médiatrice
préluda à sa victoire en ravageant tout sur son passage ; c'était dans les mœurs du bon vieux temps.

Plus tard, pendant les guerres civiles de la Ligue,
le château fut attaqué plusieurs fois ; enfin, en 1594,
il tomba au pouvoir du duc de Nemours qui le livra
aux flammes. Cette place ne fut rendue au roi qu'a-
près la mort du duc de Nemours et le traité conclu
avec le duc de Mayenne.

Volvic. — A une courte distance de Tournoël, se
trouvent les carrières de Volvic ; elles ont fourni la
lave grisâtre avec laquelle Clermont, Riom et bien
d'autres villes ont été bâties, et des chars à bœufs
transportent encore incessamment les blocs taillés
dans l'inépuisable matière.

Enval. — De Tournoël, le promeneur arrive par
de ravissants sentiers à la gorge d'Enval, appelée
aussi le Bout-du-Monde.

A l'époque reculée des grands cataclysmes qui ont
fait du sol de l'Auvergne ce qu'il est aujourd'hui, il
s'est produit à certains endroits de formidables chocs ;
des masses soulevées par une incalculable puissance

se sont heurtées, et en ce conflit grandiose, les roches disloquées ou accumulées les unes sur les autres, attestent par leurs formes bizarres et tourmentées la soudaineté et la violence des forces auxquelles elles ont obéi.

Là, comme partout dans cette contrée, la vie a succédé à la destruction, et cette image du chaos est atténuée par la végétation la plus riante.

Un village perdu dans la verdure, un ruisseau limpide qui s'échappe du fond de la gorge et bondit de cascade en cascade, au milieu des blocs épars, une source minérale froide, dont l'eau est agréable à boire pour les personnes au palais indulgent, voilà Enval.

Chazeron. — Le château de Chazeron, peu distant de Châtel-Guyon, situé de telle sorte, qu'il frappe à tout moment le regard, et semble solliciter une visite qu'il mérite du reste, date d'une époque relativement récente ; on y remarque pourtant deux tours beaucoup plus anciennes ; le propriétaire actuel y conserve, dans quelques pièces meublées et habitables, des tapisseries dignes d'être examinées.

N'oublions pas d'ajouter, que, pour pénétrer dans l'intérieur du château, il est indispensable de se munir d'une autorisation spéciale; M. Rouget, le maire de Châtel-Guyon, en est le dispensateur bienveillant.

Le lac de Tazenat. — Le lac, ou gour de Tazenat, est un peu plus éloigné de la station thermale, mais la beauté de la route abrége la distance et les voitures arrivent facilement jusque sur ses bords; une après-midi suffit à cette intéressante excursion.

C'est un immense cratère circulaire, d'une profondeur considérable, et dans lequel une eau bleue et transparente a pris la place d'où jaillissaient les matières incandescentes. La moitié de sa circonférence environ est couverte de bois et de fleurs, de myosotis principalement. De curieuses légendes se rapportent à ce gouffre, et subsistent encore dans la mémoire des paysans.

Les Gimeaux. — *Davayat.* — C'est au village des Gimeaux que se trouvent les sources pétrifiantes; c'est à Davayat, et surtout à Vichy, que le propriétaire rassemble les produits de son intelligente industrie.

Il serait trop long de faire la description des procédés à l'aide desquels on obtient par les dépôts calcaires ces reproductions charmantes qui, selon la nuance, imitent l'ivoire nouveau ou celui que le temps a déjà jauni; une promenade aux Gimeaux remplacera avantageusement nos explications et sera beaucoup plus agréable.

Nous en resterons là ; l'Auvergne offre tant de séductions au touriste, qu'il est facile de se laisser entraîner trop loin ; nous devons pourtant mentionner encore la vieille abbaye de Mozat, dont M. Hyppolite Gomot a publié une histoire intéressante et détaillée.

Hôtels. — Indépendamment d'un assez grand nombre de maisons meublées, trois hôtels principaux offrent leur hospitalité aux voyageurs, ce sont : l'hôtel des Thermes, le plus proche de l'établissement, l'hôtel des Bains, qui s'élève en face, et l'hôtel Barthelémy qui, placé au haut du village, compense par une vue admirable son éloignement des sources.

Tous se recommandent par l'affabilité et le zèle apportés au service.

L'importante question de la table, grâce aux ressources du pays et à la proximité des lignes ferrées y est magistralement résolue.

Si intéressant que soit pour les baigneurs le chapitre du logement, nous ne pouvons entrer dans de plus

grands détails à cet égard, mais noùs sommes convaincus qu'ils trouveront dans chacun de ces hôtels,
les soins empressés que nous avons pu constater à
l'hôtel des Thermes, notre demeure habituelle
pendant la saison.

Moyens de transport. — Les voyageurs arrivent à
la station de Riom et trouvent, à la gare, non-seulement les omnibus faisant le service des hôtels, qui
les transportent rapidement avec leurs bagages, mais
aussi un grand nombre de voitures de louage ; la
distance, nous l'avons dit déjà, n'est que de sept kilomètres.

Un service spècial de diligences fait deux fois par
jour, le double parcours de Châtel-Guyon à Clermont,
ce qui permet aux promeneurs d'aller passer l'a-
près-midi dans cette ville et de revenir le soir même.

Les communications avec Vichy sont aussi faciles ;
on peut, en prenant le train à 7 h. 53 du matin, y
y arriver à 11 heures, y passer toute l'après-midi, et
être le soir, de retour à Châtel-Guyon.

Chaque année, s'effectuent des améliorations des-
tinées à augmenter le bien-être des baigneurs, et le

jour n'est pas éloigné où cette station thermale, si bien partagée déjà, sous le rapport des sources et de la beauté du pays, verra les entreprises industrielles encouragées par une prospérité croissante, préluder sur une large échelle à des travaux et à des embellissements en rapport avec l'avenir qui lui est réservé.

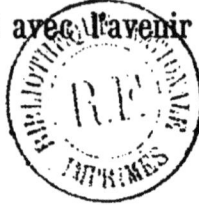

FIN.

NOTA : Page 46. — A propos des affections du cœur, c'est au point de vue du traitement externe seulement, que nous considérons la contre-indication comme formelle.

TABLE DES MATIÉRES

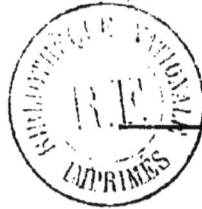

			Pages
INTRODUCTION.			3
CHAP.	I.	LES SOURCES	7
		Caractères physiques.	11
		Propriétés chimiques.	13
		Composition.	16
CHAP.	II.	ACTION PHYSIOLOGIQUE ET THÉRAPEUTIQUE.	18
CHAP.	III.	MÉTHODES DE TRAITEMENT.	31
		Méthode évacuante	31
		— résolutive.	33
		— tonique.	35
CHAP.	IV.	MODE D'EMPLOI.	39
		Usage interne.	39
		— externe.	41
		Durée du traitement.	43
CHAP.	V.	CONTRE-INDICATIONS	45

CHAP. VI. INDICATIONS. 48

    Dyspepsie 48

    Embarras gastrique 53

    Constipation 58

    Engorgement du foie. 65

    Calculs biliaires. 72

    Scrofules. — Lymphatisme. 79

    Obésité 83

    Gravelle. . . . . - 88

    Engorgement de l'utérus. 93

    Leucorrhée. — Dysménorrhée. — Amé-

        norrhée 96

    Stérilité 96

    Chlorose. — Anémie. 97

    Fièvres intermittentes paludéennes. — En-

        gorgement de la rate. 102

    Névroses. 103

    Rhumatisme. 107

    Maladies de peau 111

    Congestion cérébrale.— Paralysie suite d'a-

        poplexie 112

CHAP. VII. HYGIÈNE. 131

    Régime 137

    Vêtements. 138

    Logement 139

    Exercice. — Distractions 140

CHAP. VIII. DESCRIPTION DES ETABLISSEMRNTS 142

CHAP. IX. GUIDE 145

Curiosités. 149
Tournoël 149
Volvic. 150
Enval 150
Chazeron 151
Le lac de Tazenat. 152
Les Gemeaux. — Davayat. 152
Hôtels. 153
Moyens de transport. 154

1155 — Dijon, imp. Jobard.

www.ingramcontent.com/pod-product-compliance
Lightning Source LLC
Chambersburg PA
CBHW071843200326
41519CB00016B/4215